编委会

三级综合性医院感染管理
——新冠肺炎疫情下的应对策略

张小康　邹晓峰　主编

江西科学技术出版社

众志成城，共同战"疫"（序）

2019年12月，湖北武汉突发新型冠状病毒感染的肺炎疫情，并迅速蔓延。这是一场没有硝烟的战争，需要我们众志成城。这是一场关系人民群众生命安全和身体健康的战斗，需要我们共同战"疫"。

疫情发生以来，党中央、国务院高度重视，多次进行研究部署，提出明确要求。习近平总书记作出重要指示，要把人民群众生命安全和身体健康放在第一位。

生命重于泰山。疫情就是命令，防控就是责任。习近平总书记强调，要把打赢疫情防控阻击战作为当前的重大政治任务来抓。赣南医学院第一附属医院积极响应党中央、国务院和江西省委、江西省人民政府的号召，积极投身疫情防控阻击战。医院第一时间组织人员编写《三级综合性医院感染管理——新冠肺炎疫情下的应对策略》，收录了翔实的新型冠状病毒感染的肺炎相关防控、治疗的实用知识，介绍了系统、科学、规范的防控工作要求和流程，展现了医院的专业水平和工作效率，为全省各级医疗卫生机构、广大医务人员及时提供了科学规范的防控知识和实用的工作指南。甚是感动！

当前正值抗击新冠病毒肺炎战役的关键期，本书的出版非常及时，为医院医务工作者增强防控意识、规范操作流程、提高工作效率等方面将发挥有益作用。各级医疗卫生机构特别是基层医疗卫生机构可借鉴赣南医学院第一附属医院的做法，结合医院自身实际，制定切实可行的疫情防控工作要求和流程，最大限度地避免医院医护人员、患者及家属的交叉感染。

疫情防控，分秒必争！愿广大医务人员众志成城，共同打赢疫情防控阻击战。

向全省广大医务工作者致敬！

是为序。

江西省人民政府副省长　孙菊生

2020年2月5日于南昌

前言

2019年12月中旬以来，湖北省武汉市部分医院发现了不明原因肺炎病例，后证实为一种新型冠状病毒感染引起的急性呼吸道传染病。各级政府、卫生健康行政主管部门和医疗机构也高度重视新型冠状病毒肺炎疫情的防控工作。特别是2020年1月25日，农历正月初一，中共中央总书记习近平在中共中央政治局常务委员会会议上强调：生命重于泰山，疫情就是命令，防控就是责任。只要坚定信心、同舟共济、科学防治、精准施策，我们就一定能打赢疫情防控阻击战。

赣南医学院第一附属医院是江西省唯一独立设置的普通高等本科医学院——赣南医学院直属第一附属医院，也是赣州市唯一一家省直省管三级甲等医院。医院为做好新型冠状病毒肺炎的救治和院感防控工作，切实遏制疫情蔓延，确保人民群众生命安全，结合医院实际情况，动态进行整体组织与感染管理。

面对新型冠状病毒肺炎疫情加快蔓延的严重形势，医疗机构尚缺乏有效应对经验，我院全体员工及时采取行动，努力做到守土有责、守土尽责。为进一步加强院内联防联控联治工作，加强有关药品和物资供给保障工作，加强医护人员安全防护工作，加强舆论引导工作，确保各项疫情防控政策、方案、措施落实到位，做到职责明确、流程通畅、行为规范，我们以防控环节中重点管理内容和各岗位工作程序为主线，特编写《三级综合性医院感染管理——新冠肺炎疫情下的应对策略》，供大家参考。

由于编写时间紧张，疫情变化迅速，编者的经验和水平有限，故《三级综合性医院感染管理——新冠肺炎疫情下的应对策略》内容可能存在一定不足。恳请各位读者和同道对本书提出宝贵意见，以期再版时能得到更多的完善和提高。

编委会

2020年2月

目录

附录

附件

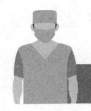

一、新型冠状病毒肺炎概述

（一）新型冠状病毒简介

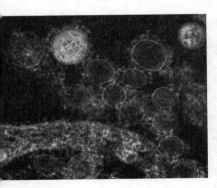

2019新型冠状病毒，即"2019-nCoV"，因2019年武汉病毒性肺炎病例而被发现。冠状病毒是一个大型病毒家族，已知可引起感冒以及中东呼吸综合征（MERS）和严重急性呼吸综合征（SARS）等较严重的疾病。新型冠状病毒是以前从未在人体中发现的冠状病毒新毒株。新型冠状病毒属于β属的新型冠状病毒，有包膜，颗粒呈圆形或椭圆形，常为多形性，直径50~200nm。其基因特征与SARSr-CoV和MERSr-CoV有明显区别。目前研究显示其与蝙蝠SARS样冠状病毒（bat-SL-CoVZC45）同源性达85%以上。体外分离培养时，2019-nCoV 96个小时左右即可在人呼吸道上皮细胞内发现，而在VeroE6和Huh-7细胞系中分离培养需约6天。

病毒对紫外线和热敏感，56℃环境30分钟、乙醚、75%乙醇、含氯消毒剂、过氧乙酸和氯仿等脂溶剂均可有效灭活病毒，氯己定不能有效灭活病毒。

目前所见传染源主要是新型冠状病毒感染的肺炎患者，人群普遍易感，老年人及有基础疾病者感染后病情较重，儿童及婴幼儿也有发病。以发热、乏力、干咳为主要临床表现。新型冠状病毒主要传播方式是经飞沫传播、接触传播（包括手污染导致的自我接种）及不同大小的呼吸道气溶胶近距离传播。

1

（二）新型冠状病毒肺炎的诊断标准

新型冠状病毒肺炎的潜伏期一般为3~7天，最长不超过14天，因此将密切接触者医学观察期定为14天。

1.疑似病例

结合下述流行病学史和临床表现综合分析，有流行病学史中的任何一条，符合临床表现中任意2条：

（1）流行病学史

①发病前14天内有武汉地区或其他有本地病例持续传播地区的旅行史或居住史。

②发病前14天内曾经接触来自武汉地区或其他有本地病例持续传播地区的发热或呼吸道症状的患者。

③有聚集性发病或与新型冠状病毒感染者有流行病学关联。

（2）临床表现

①发热。

②具有肺炎影像学特征。早期呈现多发小斑片影及间质改变，以肺外带明显。进而发展为双肺多发磨玻璃影、浸润影，严重者可出现肺实变，胸腔积液少见。

③发病早期白细胞总数正常或降低，或淋巴细胞计数减少。

2.确诊病例

疑似病例，具备以下病原学证据之一者：

（1）呼吸道标本或血液标本实时荧光RT-PCR检查新型冠状病毒核酸阳性。

（2）呼吸道标本或血液标本病毒基因测序，与已知的新型冠状病毒高度同源。

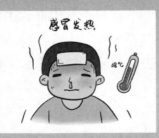
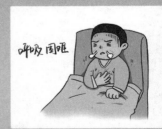

（三）新型冠状病毒感染病例的发现与报告

发现疑似病例后，应立即进行隔离治疗，院内专家会诊或主诊医师会诊，仍考虑疑似病例，在2小时内进行网络直报，并采集呼吸道标本或血液标本进行新型冠状病毒核酸检测，同时尽快将疑似患者转运至定点医院。疑似病例连续两次呼吸道病原核酸检测阴性（采样时间至少间隔1天），方可排除。

（四）新型冠状病毒肺炎的治疗

疑似及确诊病例应在具备有效隔离条件和防护条件的定点医院隔离治疗。目前，对于新型冠状病毒没有特效抗病毒药物，治疗以对症、支持为主，可试用a-干扰素雾化吸入、洛匹那韦/利托那韦进行抗病毒治疗，避免盲目或不恰当使用抗菌药物。重型、危重型病例应积极防治并发症，治疗基础疾病，预防继发感染，及时进行器官功能支持。本病属于中医疫病范畴，病因为感受疫戾之气，可根据病情、当地气候特点以及不同体质等情况进行辨证论治。

（五）新型冠状病毒肺炎解除隔离和出院标准

患者体温恢复正常3天以上、呼吸道症状明显好转，肺部影像学显示炎症明显吸收，连续两次呼吸道病原核酸检测阴性（采样时间至少间隔1天），可解除隔离出院或根据病情转至相应科室治疗其他疾病。

（六）新型冠状病毒肺炎的防护

新型冠状病毒感染的肺炎暂时没有有效的疫苗预防方法。做好个人防护是最切实可行的办法，包括不要去人群聚集处、勤洗手、多饮水、注意休息等。

二、医院新型冠状病毒肺炎疫情感染防控救治工作的组织与管理

生命重于泰山，疫情就是命令，防控救治就是责任，疫情感染防控救治从预检分诊、患者诊治、病室管理、个人防护、环境消毒、废弃物管理到信息处置等众多环节，医院必须统一指挥，统筹兼顾，多部门通力合作才能圆满完成任务。为做好新型冠状病毒肺炎的感染防控救治工作，切实遏制疫情蔓延，确保人民群众生命安全和健康，对疫情感染防控救治工作，必需及时掌握上级文件精神和《突发公共卫生事件、灾害事故应急总预案》等，结合医院实际情况动态进行整体组织与管理。

（一）建立医院新型冠状病毒肺炎疫情感染防控救治工作管理组织体系

感染管理组织体系的建立是开展疫情感染防控救治工作的首要任务，医院感染管理工作更是重中之重。根据整体工作需要建立以下小组，并明确各自职责。

1.疫情感染防控救治领导小组

由医院党委书记和院长任组长，全面负责疫情感染防控救治工作的组织和统筹协调；其他所有副职院领导任副组长，负责指导协调分管部门工作；党委办公室、院长办公室、医务科、护理部、院感科、质量控制科、总务科、门诊部、医疗器械科、保卫科、医保科（预防保健科）、信息科等职能部门负责人和呼吸科、重症医学科、急诊科、儿科等科室负责人任小组成员，下设办公室于医务科，负责建立应急处置预案，安排、协调解决疫情感染防控救治工作中存在和需要解决的问题，督促、检查、指导各项疫情感染防控救治工作，根据疫情签订工作承诺书，随时组织召开相关工作会议。

2.感染管理工作小组

由医院分管院感科的副院长任组长，院感科负责人任副组长，院感科所有干事和呼吸科、重症医学科、急诊科、儿科等科室负责人、护士长任小组成员，负责对新型冠状病毒肺炎的感染防控工作，制定专项感控工作制度、工作流程及工作细则，重点做好发热门诊、隔离病房工作指导督查，并实时监控医院相关疫情并按规定的时限向上级主管部门上报监控报表，同时做好院感防控知识培训和宣教。

3.医疗救治专家小组

由医院分管医务科的副院长任组长，医务科、护理部等负责人任副组长，医务科干事和呼吸科、重症医学科、急诊科、儿科放射科、CT室、检验科等科室医疗、业务骨干任小组成员，负责对新型冠状病毒肺炎的医疗临床救治工作，为全面医疗临床救治工作提供技术指导、疑似病例排查、确诊病例诊断、危重病例抢救、会诊转诊、网上答疑及专科救治知识培训和宣教等工作。

4.后勤保障小组

由医院分管总务科、药学部、医疗器械科的副院长任组长，总务科、药学部、医疗器械科等负责人任副组长，院长办公室、总务科、药学部、医疗器械科、信息科、保卫科等科室骨干任小组成员，负责对新型冠状病毒肺炎救治相关药品、检验试剂和防护用品等物资以及医疗信息、防控保卫、消防安全危险品管理等后勤保障和接受社会捐赠工作。

（二）梳理医院新型冠状病毒肺炎疫情感染防控救治工作流程

1.接受指令，把控疫情

（1）疫情防控期间，疫情随时变化，各级政府、卫生健康管理部门等均高度重视，各类文件要求接踵而来，务必高度重视，及时正面把控疫情，掌握政府部门各项指令要求，不容忽视。

（2）文件处置流程：各部门收文、干部个人接收指令→统一汇总至院长办公室→登记、转发至相应职能部门→相应职能部门落实→质量控制科督查落实情况。

2.及时传达，落实到位

（1）各职能部门收到院长办公室转发文件后，应根据文件要求第一时间向分管院领导或医院院长、党委书记汇报，提出或制定落实方法或方案，报院领导批准执行。

（2）部分关键核心文件如《诊疗方案》等务必在不同层面、不同阶段及时反复开展形式多样的培训，注重培训效果。

（3）各职能部门负责各自岗位职责，指导文件落实，督查文件落实效果，收集职工意见，做好记录，及时改进。

（4）质量控制科监督各部门履职情况，及时通报，持续改进，纪检部门负责执纪问责。

3.梳理流程，运行通畅

（1）整体工作由医务科负责牵头，各部门科室密切配合，及时梳理疏通新型冠状病毒肺炎疫情防控诊治重点流程：预检分诊→发热门诊→隔离病房→废物处置→场所消杀。

（2）各部门梳理服务全流程各环节中人力资源配置、物品保障、防护要求、工作规范、工作程序等，对存在的困难、问题进行部门合作，为流程中的首要工作（详见第五部分）。

（3）要特别注重培训工作，包括政治思想教育、相关法律法规学习，先要开展全员培训，保障后备人员及时上岗；人员到岗后根据工作内容及时反复开展岗位专业培训。

（4）各部门每天按各自职责，指导环节中各岗位工作，督查工作规范情况，收集意见，做好记录，及时改进。

（5）各部门认真履职，同时务必高度重视部门通力合作，互相沟通，才能保证流程运行通畅，高效运转。

4.精准预判，保障先行

疫情防控期间，各种情况随时发生变化，总务科、医疗器械科、药学部应主动靠前，加强与医务科、护理部、院感科等部门沟通，判断疫情发展趋势，做好各项保障。

（1）人力资源保障。根据疫情趋势，为预检分诊、发热门诊、隔离病房、对外支援等重点部门和事件建立各类人员第一梯队、第二梯队甚至第三梯队，做好预案，医务科负责医师梯队、护理部负责护士梯队、总务科负责后勤梯队组建。其中，在疫情防控期间，感控科情况相对特殊，监督管理工作任务繁重，应考虑及早抽调高年资医护人员至院感管理队伍中来（反思：非疫情防控期间应有意识地培训储备感控管理人才）。

（2）抢救设备、后勤物资保障。由医疗器械科负责。总务科应保证门诊、病室所需物资供应，保证洗手设施符合要求、环境清洁卫生，及时收集医疗废物。管理好后勤服务公司。

（3）治疗抢救药品，消毒药品保障。由药学部负责。

5.信息安全，宣传到位

疫情期防控期间，应严格守护好患者个人信息安全防线。因疫情防控需要，需对有疫源地旅游、居住、接触史的群众进行调查和信息统计，有助于为联防联控、数据分析、流行病学调查等提供基础支撑。但是，这些庞大的信息数据只能服务于疫情防控工作需要，为此必须坚决保护好个人信息的安全，切实维护广大人民群众的合法权益。同时高度重视和强化疫情防控期间医院网络安全管理，不得肆意传播未经证实的各类信息。各部门要聚焦疫情防控一线，深入挖掘、大力宣传在疫情防控阻击战中涌现出的先进组织和个人、感人事件、暖心故事，总结提炼各部门疫情防控的特色做法、有效举措，讲好疫情防控好故事、传播疫情防控好声音，凝聚众志成城打赢疫情阻击战的正能量。

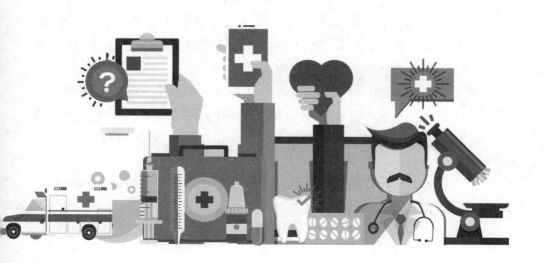

· 三级综合性医院感染管理
——新冠肺炎疫情下的应对策略

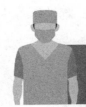

三、后勤保障物品应急及物资领取使用流程

提前储备用于新型冠状病毒肺炎筛查、治疗、消毒等医疗防控物资，包括临床治疗药品、个人防护用品、清洁消毒物品等。科学、规范使用物资，优先保障感染高风险部门医护人员的防护物资供给，避免过度防护，最大限度地有效使用防护物资，节约有限的医疗资源。医疗器械科负责行政物资、医疗物资的采购、保障工作。

1.明确急需的医疗物品品目：医用防护口罩、医用外科口罩、一次性医用口罩、隔离衣、防护服、护目镜、防护面罩等。对于这些物品，要优先、重点采购，保障供给。

2.根据《中华人民共和国政府采购法》第八十五条规定，对因严重自然灾害和其他不可抗力事件所实施的紧急采购和涉及国家安全和秘密的采购，不适用政府采购法的规定，针对疫情防控所需物资，予以立即启动紧急采购程序，建立采购"绿色通道"，对于疫情防控物资采购项目文件和凭证，要加强管理，留存备查。

3.针对紧急采购的医疗物资因品目繁杂、价格不一，无法及时办理入库、系统申领的情况，对医用外科口罩、一次性医用口罩的申领，下发通知由科室填报需求，发送至医疗器械科，由医疗器械科专人负责汇总，经科长审批之后予以在库房（黄金院区南楼5楼、章贡院区1号住院楼1楼中区）进行申领，按需供给，保障临床需要；其余物资，按原申领流程进行。

4.医用防护口罩、隔离衣、防护服、护目镜、防护面罩等专用防护用品，统一交医院感染管理科调度，感染管理科按照《医用防护用品使用规范》进行分类，根据岗位、患者数量，每日由医院感染管理科专人下发至各科室。

5.积极向江西省、赣州市卫生健康委员会报告物资使用情况，针对短缺物资向卫生行政部门申请调拨。

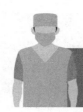

四、新型冠状病毒肺炎医院感染防控管理重点

（一）管理好国家新型冠状病毒肺炎感染防控的文件和专业文件

国家卫健委根据新型冠状病毒肺炎的流行病学特点、临床传播特点和一些诊疗控制的流程共同制定的相关文件，在疫情防控上都是基础的、必需的、常规的防控要求，涵盖布局流程问题、人员问题、资源配置问题、培训问题、监督问题，必须及时解读、准确掌握，重在强调落实。重点有以下几个文件：

1.《关于印发医疗机构内新型冠状病毒感染预防与控制技术指南（第一版）的通知》（国务院医函〔2020〕65号）。

2.《关于加强疫情期间医用防护用品管理工作的通知》（国卫办医函〔2020〕98号）。

3.《关于加强重点地区重点医院发热门诊管理及医疗机构内感染防控工作的通知》（国卫办医函〔2020〕102号）。

4.《新型冠状病毒肺炎诊疗方案（试行第五版修正版）》（国卫办医函〔2020〕117号）。

5.《医院感染管理办法》（卫生部令第48号）。

6.《医院隔离技术规范（WS/T311-2009）》。

7.《医疗卫生机构医疗废物管理办法》（卫生部令第36号）。

（二）管理好新型冠状病毒肺炎防控重点区域的规范设置和资源配置

新型冠状病毒肺炎防控的重点区域如发热门诊、隔离病房的布局流程，跟传染病防治总体要求是一致的，规划为三区两通道即清洁区、潜在污染区和污染区及医务人员通道和患者通道（如图1），主要是为了减少医患之间的交叉，减少人员流和物品流之间的交叉（洁污交叉），在相应的区域和通道内进行相应的防护，在这个区域内只能做该区域可以做的事情。没有三区两通道规范的设置和管理，再好的防护、再好的防护用品，也得不到良好的防控效果。同时，医务人员的防控行为规范尤为重要，如果医务人员的行为与区域和通道设置不匹配，实际上就是职业暴露或者感染的风险。所以，三区两通道实际上是我们进行有效防控最重要的、最基础的措施，同时也必须强调三区两通道不仅仅是硬件上进行有效的物理隔离，更应该强调医务人员行为的准确隔离。

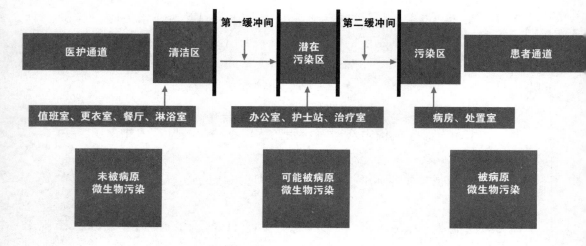

图1 重点区域隔离布局示意图

发热门诊在医院院感防控中至关重要，是阻止疫情蔓延的第一道防线。发热门诊流程的规范设置，首诊医生对于患者的处理，医护人员的自身防护等方面均需要高度重视，疫情时期的发热门诊该如何更好、更合理地运转，是我们亟须思考的问题。因此，我院在防控第一时间对发热门诊进行改造提升，具体措施介绍如下。

1.调配增设人员

在疫情发生之前，医院发热门诊主要用于应对常见传染病和季节性流感等情况，平常每天1名医生1名护士在岗值班。疫情发生后，发热门诊的人员规模已达到30名医生、40名护士和4名保洁员，保证24小时6名医生10名护士同时在岗，并形成了一、二、三线的梯队。

2.协调设备物资

协调2台CT机专门用于发热门诊患者，调配自助挂号机、胶片打印机等设备至发热门诊门口，极大降低了发热患者就诊、检查可能产生的病毒传播风险。

3. 梳理标准和流程

医院层面建立疾病诊断筛查流程，发热门诊规范了一线医生接诊患者的标准流程，护理部建立了标准化防护流程和消毒规范。多管齐下，科学管理，并根据反馈及时改进。在良好制度的保障下，发热门诊在短期内迅速完成改造，有序运转。

4. 培训考核和规范诊疗

医务科、护理部、院感科组建专业培训队伍，制作培训课件和视频。进入发热门诊、隔离区的所有工作人员，必须先经过培训，现场演练考核合格后再上岗。发热门诊隔离留观患者实行主诊医师、科主任负责制，感控专家组直接管理，检验科实验室检验支持，为医院筑牢发热门诊首道防疫战线提供了有力的保障，可有效地降低了各类院感事件的发生风险。

（三）管理好新型冠状病毒肺炎防控期间的各类人员

布局流程是硬件管理，但是人员的管理更重要，因为所有通道的设置是给人设置的，如果人不遵守的话，那么分区和通道就失去了它设置的意义。在人员管理方面，主要有几类人员的管理。

1. 确诊疑似病例和医学观察留观人员的管理，实际上是感染源和潜在感染源的管理。

2. 陪检管理、探视或者来访人员的管理，即是密切接触者或者可能密切接触的人员管理。

3. 医护人员的管理。防控期间，诊疗人力资源的合理配置要特别关注，医务人员在医院内感染除与防护有关外，与工作时间过长、工作的强度过大、长期暴露在诊疗区域内、得不到充分的休息密切相关。另外，特别注意隔离区域人力资源的合理利用。例如，在隔离区配备一定时间内的专职人员，工作需要时可通过可视化或者视频设备与隔离区外医务人员相互沟通，解决医疗问题，降低医护人员的暴露风险。人力资源的合理配置是医院行政管理部门的问题，必须要保证一线，尤其是高危暴露群体的医务人员的休息，可与医院周边宾馆、酒店合作，这种支撑保障非常重要。另外，必须监督医护人员的防护和诊疗行为，医护人员要做好自己该做的事情，防护固然重要，但行为错误，暴露风险更大。特别强调，医护人员在防控期间选择对不对、穿得对不对、脱得对不对、是不是在合适的地方采用合适的方式，极为重要。

（四）管理好医务人员防护物品合理配备和穿脱流程

1. 管理好医务人员防护物品合理配备

根据医务人员分级防护要求和《新型冠状病毒感染的肺炎防控中常见医用防护用品使用范围指引（试行）》（国卫办医函〔2020〕75号），结合医院的实际情况，应认真做好新冠肺炎防控中的个人防护，合理使用防护用品，疫情期间按不同部门科室、不同岗位医务人员依据感染风险评估情况，配备相应的防护物品基数，同时指引医务人员合理使用防护物品。

（1）医务人员分级防护要求和指导原则

医务人员的分级防护要求

防护级别	使用情况	防护用品									
		外科口罩	医用防护口罩	防护面屏或护目镜	手卫生	乳胶手套	工作服	隔离衣	防护服	工作帽	鞋套
一般防护	普通门（急）诊、普通病房医务人员	+	－	－	+	±	+	－	－	－	－
一级防护	发热门（急）诊、普通病房医务人员	+	－	－	+	+	+	+	－	+	－
二级防护	进入疑似或确诊经空气传播疾病者安置地或为患者提供一般诊疗操作	－	+	±	+	+	+	±★	±★	+	+
三级防护	为疑似或确诊患者进行产生气溶胶操作时	－	+	+	+	+	+	－	+	+	－

注："+"为应穿戴的防护用品；"－"为不需穿戴的防护用品；"±"为根据工作需要穿戴的防护用品；"±★"为二级防护级别中，根据医疗机构的实际条件，选择穿隔离衣或防护服。

摘自《经空气传播疾病医院感染预防与控制规范》
（中华人民共和国卫生行业标准WS/T511-2016）

新型冠状病毒感染的肺炎流行期间不同人员个人防护指导原则

顺序 工作岗位	手卫生	工作帽	医用外科口罩	医用防护口罩	工作服	防护服	手套	隔离衣	防护面屏/护目镜	鞋套/靴套
一般科室	●	○	●		●					
手术	●	●	●	○	●		●	○	○	○
预检分诊	●	●	●		●		○	●		
发热门诊/呼吸科/急诊/儿科	●	●	●	○	●		●	●/○	○	○
可能产生喷溅的操作	●	●		●	●	○	●	●	●	○
疑似/确诊病例诊疗	●	●	●		●	●	双层	○	●	●
患者转运/陪检	●	●		●	●	●	●	○	●	●
疑似/确诊病例标本采集	●	●		●	●	●	双层	○	●	○
实验室常规检测	●	●	●		●		●			
实验室疑似样本检测	●	●		●	●		●			
实验室病毒核酸检测	●	●		●	●		双层	○	●	○
环境清洁消毒	●	●		●	●	●	+长袖加厚橡胶手套	○	●	○
标本运送	●	●	●		●					
遗体处理	●	●		●	●	●	+长袖加厚橡胶手套	●		●
行政管理	●		●		○					

注：1.●：应选择，○：根据暴露风险选择；
　　2.暴露风险高的操作，有条件时可选动力送风过滤式呼吸器。

（2）建立科室防护用品配备基数表

岗位	医用外科口罩	一次性使用防护服	隔离衣	防护面屏/眼罩
章贡院区发热门诊	11	9		26
章贡院区隔离病房	11	10		14
章贡院区CT室	5		5	5
章贡院区呼吸门诊	2		2	2
章贡院区预检分诊（含志愿者）	5		10	10
章贡院区儿科发热门诊	5	2	2	2
章贡院区急诊医生	4	1	3	2
章贡院区ICU	6	5		5
章贡院区呼吸内科	10	5		5
黄金院区发热门诊	12	3		26
黄金院区隔离病房	13	8	8	14
黄金院区呼吸门诊	10		4	4
黄金院区儿科发热门诊	2	3	5	2
黄金院区预检分诊（含志愿者）	5		18	18
黄金院区急诊13站	8	4	4	4
黄金院区急诊医生	4	1	3	3
黄金院区CT室	5		5	5
检验科（精准医学）	12	12		12
黄金院区ICU	6	6		6
黄金院区手术室	12	12		12
儿科NICU	6	6		6
内窥镜室	3		3	3
介入室	3		3	3
耳鼻喉科	5		5	5
黄金院区呼吸内科	10		5	5
章贡院区综合ICU	6	6		6
神外ICU	6	6		6
心脏ICU	6	6		6
甲状腺疝外科	5		5	5

使用部门科室人员	外科口罩	医用防护口罩	防护面屏或护目镜	手卫生	乳胶手套	工作服	隔离衣	防护服	工作帽	鞋套
普通门诊、普通病房	+	−	±	+	±	+	−	−	+	−
"120"13站	+	+	+	+	+	+	−	+	+	+
隔离病房	+	+	+	+	+	+	+★	+★	+	+
咽拭子采集点	+	+	+	+	+	+		+	+	+
发热门诊	+	+	+	+	+	+	+★	+★	+	+
检验科（精准医学）	+	+	+	+	+	+		+	+	+
CT	+	+	+	+	+	+	+	−	+	±
儿科发热门诊	+	+	+	+	+	+	+	+	+	+
呼吸科门诊	+	+	+	+	+	+	+	+	+	+
高铁西站、高速西值守点	+	±	+	+	+	+	+	+	+	+
急诊科	+	±	±	+	±	+	±	+	+	±
预检分诊	+	±	+	+	+	+	+	−	+	+
检验科	+	−	±	+	+	+	−	−	+	+
ICU	+	±	±	+	±	+	±	±	+	±
呼吸内科	+	±	±	+	±	+	±	±	+	±
手术室	+	±	+	+	+	+	+	±	+	±
NICU	+	±	±	+	±	+	±	±	+	±
产科	+	±	±	+	±	+	±	±	+	±

续表

使用部门科室人员	外科口罩	医用防护口罩	防护面屏或护目镜	手卫生	乳胶手套	工作服	隔离衣	防护服	工作帽	鞋套
介入室	+	±	±	+	±	+	±	±	+	±
内镜室	+	±	±	+	±	+	±	±	+	±
口腔科	+	±	±	+	±	+	±	±	+	±
甲状腺疝外科	+	±	±	+	±	+	±	±	+	±
耳鼻喉科	+	±	±	+	±	+	±	±	+	±
新冠肺炎医疗废物清运	+	+	+	+	+	+	+★	+★	+	+
新冠标本转运	+	+	+	+	+	+	+	−	+	+
病房消毒人员（疑似患者终末消毒）	+	+	+	+	+	+	−	+	+	+
急诊患者等进行有喷溅可能操作时	+	+	+	+	+	+	−	+★	+	±
进入疑似或确诊经空气传播疾病患者安置地进行一般诊疗操作	+	+	+	+	+	+	+★	+★	+	+
为疑似或确诊患者产生气溶胶操作	+	+	+	+	+	+		+	+	+

注："+"为应穿戴的防护用品；"−"为不需穿戴的防护用品；"±"为根据工作需要穿戴的防护用品；"+★"为根据实际操作条件选择防护用品；隔离衣一般情况下选用可复用布类隔离衣，有喷溅操作可能时选择一次性隔离衣；换了工作鞋的可以不用穿鞋套。

2.管理好医务人员防护物品穿脱流程

（1）清洁区进入潜在污染区穿防护物品流程

清洁区办公室流动水七步洗手，更换干净工作衣裤→戴医用防护口罩→戴帽子→穿布隔离衣→更换工作鞋→鞋套→戴乳胶手套→进入第一缓冲区→进入潜在污染区。

（2）潜在污染区进入污染区穿防护物品流程

流动水洗手→再戴一层帽子（穿防护服不戴）→医用防护口罩外面再戴外科口罩→穿一次性防护服或一次性防渗漏隔离衣→戴护目镜/面屏→戴外科手套→穿鞋套→第二缓冲区→进入污染区。

（3）从污染区进入潜在污染区（第二缓冲间）脱防护物品流程

摘外层手套→手卫生→摘护目镜/面屏并投入浸泡桶→手卫生→脱隔离衣或防护服→手卫生→脱医用防护口罩外面外科口罩→摘外层帽子→手卫生→脱鞋套→手卫生→进入潜在污染区→手卫生。

（4）从潜在污染区进入清洁区（第一缓冲间）脱防护物品流程

脱手套→手卫生→脱布隔离衣→手卫生→摘帽子→摘医用防护口罩→手卫生→脱鞋套→换鞋→手卫生→进入清洁区→手卫生。

（5）离开清洁区流程

手卫生→清洁鼻腔、眼黏膜→手卫生→沐浴→更衣→戴外科口罩→离开清洁区。

附1：医务人员洗手方法

A.1　　在流动水下，使双手充分淋湿。

A.2　　取适量肥皂（皂液），均匀涂抹至整个手掌、手背、手指和指缝。

A.3　　认真揉双手至少15秒钟，应注意清洗双手所有皮肤，包括指背、指尖和指缝，具体揉搓步骤如下：

A.3.1　掌心相对，手指并拢，相互揉搓，见图A.1。

A.3.2　手心对手背沿指缝相互揉搓，交换进行，见图A.2。

A.3.3　掌心相对，双手交叉指缝相互揉搓，见图A.3。

A.3.4　弯曲手指使关节在另一手掌心旋转揉搓，交换进行，见图A.4。

A.3.5　右手握住左手大拇指旋转揉搓，交换进行，见图A.5。

A.3.6　将五个手指尖并找放在另一手掌心旋转撮搓，交换进行，见图A.6。

A.4　　在流动水下彻底冲净双手，擦干，取适量护手液护肤。

· 三级综合性医院感染管理
——新冠肺炎疫情下的应对策略

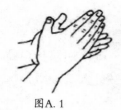

图A.1

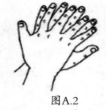

图A.2

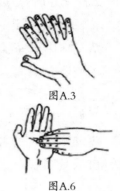

图A.3

图A.4

图A.5

图A.6

摘自《医务人员手卫生规范》

（中华人民共和国卫生行业标准WS/T 313-2009）

附2：医用防护口罩佩戴、摘除方法

佩戴方法

摘防护口罩的方法

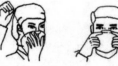

一手托防护口罩，有鼻夹的一面背向外

将防护口罩罩住鼻、口及下巴，鼻夹部位向上紧贴面部

用另一只手将下方系带拉过头顶，放在颈后双耳

不要接触口罩前面（污染面），先解开下面的系带，再解开上面的系带

用手仅捏住口罩的系带，丢至医疗废物容器内

实施手卫生

再将上方系带拉至头顶中部

将双手指尖放在金属鼻夹上，从中间位置开始，用手指向内按鼻夹，并分别向两侧移动和按压，根据鼻梁的形状塑造鼻夹

注意事项：
·不应一只手捏鼻夹。
·每次佩戴医用防护口罩应进行密合性检查。检查方法：将双手完全盖住防护口罩，快速的呼气，若鼻夹附近有漏气应调整鼻夹，若漏气位于四周，应调整到不漏气为止。

摘自《经空气传播疾病医院感染预防与控制规范》

（中华人民共和国卫生行业标准WS/T511-2016）

（五）管理好医院新型冠状病毒肺炎感染防控的各项通知和文件

医务科、护理部、院感科等各职能部门应及时掌握理解国家在防控期间发布的各项文件要求，结合医院的具体情况制定的所有通知和要求，应有同一发布渠道，务必传达到所有员工，全院行动一致，落实到位。

（六）持续改进好医院新型冠状病毒肺炎感染防控期间的各项缺陷

新型冠状病毒肺炎感染防控期间，加强医院感染督查，形成闭环管理，保障在院人员安全。

1. 明确各职能部门监管职责。

院感科、医务科、护理部每日督查各临床医技科室，发现医院感染防控缺陷。质量控制科定期督查各职能部门检查情况，并对重点部门及环节进行重点关注。每日督查有完整的记录，形成《新型冠状病毒肺炎防控日志》。"说到的要写到，写到的要做到，做到的有要记录"，全院上下一心，全力配合，共战疫情。

2.系统性、全方位督查。

针对新入院患者诊治流程，由院感科、医务科、护理部、质量控制科进行系统性督查，及时发现问题并立行立改。督查是全方位的，所有科室及部门纳入闭环管理范围，不留缺口，包括发热门诊、隔离病房、ICU、手术室、洗衣房等重点部门，不放过医院任何一个角落。

3. 严格考核。

管理与责任挂钩，与绩效挂钩。在制度面前，人人平等。不讲客观，严格考核，奖惩兑现。各职能部门将防控期间督查奖惩报质量控制科，质量控制科进行通报及落实处罚。

4. 持续改进，不断上升。

各职能部门查出的各项缺陷由质量控制科进行持续追踪，确保改进到位，实现闭环，杜绝同一性质的失误或偏差再度发生，使闭环管理在循环中产生质的飞跃，每循环一次，管理水平上一个台阶。

·三级综合性医院感染管理
——新冠肺炎疫情下的应对策略

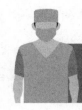

五、新型冠状病毒肺炎患者医院感染防控措施

对于医院的就诊患者，确保正确分诊，早期识别，及时对患者进行单间或集中隔离，控制传染源，做好手卫生，遵循咳嗽礼仪，正确使用防护用品，加强环境物表清洁消毒，是做好防控工作的关键措施。在这些措施实施过程中，应注意以下细节。

（一）早发现、早报告、早隔离、早治疗

早发现、早隔离是控制感染源的重要手段，要特别注意以下事项。

1.加强预检分诊工作，分诊人员应接受培训，掌握新型冠状病毒肺炎流行病学史及相关临床表现，正确分诊，将可疑患者引导至发热门诊进行进一步排查，把好筛查第一关。

2.设立独立的发热门诊，并分设新型冠状病毒肺炎发热门诊和普通发热门诊，避免患者在候诊时发生交叉感染。发热门诊和观察室，要在独立区域设置，标识明显，保持通风良好，落实消毒隔离制度，防止人流、物流交叉，落实医疗废物隔管理相关制度。严格执行发热患者接诊、筛查流程；落实发热患者登记报告制度。

3.医务人员对患者进行系统评估，提高对疑似病例的警觉性，早期识别疑似患者并进行隔离。发热门诊尽可能预留更多的留观室，便于对筛查出的疑似患者及时实施单间隔离。

（二）患者管理：单间或集中安置，佩戴口罩

确诊的同类型感染患者可集中安置，但对于疑似患者，必须进行单间隔离。在重视物理隔离的同时，更应重视行为隔离，包括实施分组护理、诊疗器械尽量专人专用、每接触一个疑似患者应更换相关的防护用品等。如患者病情许可，应全程佩戴医用外科口罩，以减少飞沫对周围环境及医务人员的污染。

（三）注意手卫生

除在诊疗工作中严格按照WHO的5个手卫生时机进行手卫生外，还应关注生活中的手卫生时机，即在接触公共环境后应及时进行手卫生，如按压电梯按键后。诊疗工作中，推荐使用以醇类、过氧化氢或其他有效消毒成分为主要成分的手消毒液进行卫生手消毒。手消毒液的出液方式宜为感应式或肘部按压，以减少取液时的交叉污染。

（四）注意呼吸道卫生/咳嗽礼仪

咳嗽礼仪即咳嗽或打喷嚏时，用纸巾遮住口鼻，如来不及取纸巾或未带纸巾，可用衣服袖管的内侧上部遮掩，使用后的纸巾及时扔到垃圾桶内，打喷嚏或咳嗽后立即进行手卫生。

切记不要用手去遮掩口鼻，以避免因手卫生不及时、不规范从而导致周围环境被污染。

关注社交距离：人与人之间至少保持1米距离。

关注气流方向：患者应在下风口，特别是使用空调时，应重点关注。

（五）注意个人防护用品的使用

1.口罩

医用外科口罩一般适用以下情况：接触普通患者、远距离（>3米）接触有可疑相关症状的患者、对密切接触者进行观察等。

医用防护口罩一般适用以下情况：较长时间接触有可疑相关症状的患者、接触疑似患者或确诊患者、进行可能产生气溶胶喷溅的操作时。

不推荐佩戴双层甚至更多层口罩，不建议戴有呼吸阀的口罩。

禁止在医用防护口罩里面戴医用外科口罩。因为佩戴医用防护口罩之后需要进行密闭性实验，只有保持良好的密闭性才能确保防护口罩达到有效的防护效果。如果将防护口罩戴在医用外科口罩外面，则使防护口罩的防护效果大打折扣。

脱卸口罩时，应手拿系带脱卸并直接将其置入医疗废物桶内。先摘下面的系带，避免上面的系带先解开之后，口罩脱垂从而污染佩戴者的衣物。摘脱口罩时，建议闭眼并屏住呼吸，以减少飞沫污染的概率。谨记：口罩一定要在最后摘脱，在最安全的地方摘脱。

物资紧缺时的替代策略：使用KN95、FFP2和FFP3、有呼气阀的口罩、其他防颗粒物的口罩替代医用防护口罩时，建议在口罩外面加戴防护面屏，以弥补此类口罩在防水性方面的不足。

一次性医用口罩的佩戴方法

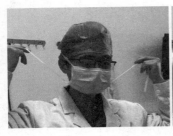 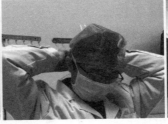 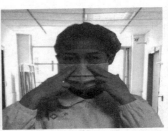

①将口罩戴上，金属软条应该向上。　②将头带分别绑于头顶后及颈后。　③将金属软条向内按压，至该部分压成鼻梁形状。完成时口罩必须覆盖鼻至下巴，紧贴面部。

注：外科口罩有颜色面朝外，遮鼻、捂嘴、兜下巴。

口罩的脱卸

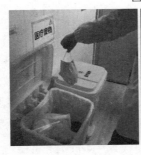 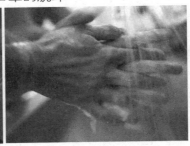

注：手拿系带脱卸口罩，务必不要接触外侧面，脱卸口罩后立即洗手。

2.手套

不建议戴PE（薄膜）手套。在接触血液、体液、分泌物等操作时应戴乳胶手套，其他情形建议裸手操作，因为裸手更利于进行有效的手卫生。

不同患者间应更换手套，且摘手套后应进行手卫生。

3.护目镜

建议护目镜戴在防护服里面，可以使护目镜的带子避免污染。戴之前，应进行除雾处理（如在清洗过程中加皂液清洗），避免护目镜起雾影响操作。

4.医用防护服

对于没有封条或线孔不符合要求（3厘米内至少应有8—12个针数）的防护服，在穿戴时可使用双面胶/胶带封住所有线孔和拉链，或在防护服外加穿一次性防渗透隔离衣。脱卸过程中，手尽量避免接触污染面，一旦手可能被污染应及时进行手卫生。脱卸时，注意动作轻柔，避免抖动。

隔离衣或防护服示意图

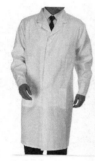 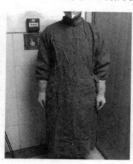 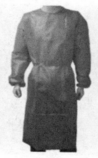 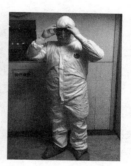

工作服　　　　　普通隔离衣　　　　一次性隔离衣　　　　防护服

脱卸防护服

脱卸原则：清洁手务必不要接触污染面

脱卸顺序：

√ 解开防护服拉链

√ 脱去防护帽部分

√ 将袖子脱出

√ 双手抓住内面，将内面朝外轻轻卷
　至踝部

√ 连同防护鞋（靴）一起脱下

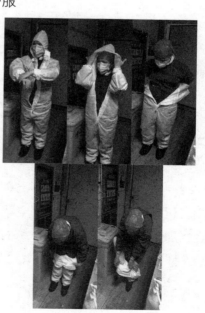

·三级综合性医院感染管理
——新冠肺炎疫情下的应对策略

5.五种禁止方式

（1）严禁戴手套离开诊疗区域。

（2）严禁戴护目镜离开隔离留观病区、采集呼吸道标本、气管插管、器官切开、无创通气吸痰等可能出现血液、体液和分泌物等喷溅操作场所。

（3）禁止戴着防护面罩、防护面屏离开诊疗区域；

（4）禁止穿着隔离衣离开预检分诊、发热门诊、隔离留观病区和接触患者的其他科室或区域；

（5）禁止戴着医用防护口罩和穿着防护服离开隔离留观病区。

（六）注意环境清洁消毒

1.物表

增加手高频接触物体表面清洁消毒的频次。关注手机等个人用品的清洁。注意，消毒不宜过度，不推荐对室外的绿化带、马路、车轮胎进行消毒，更不应该对人体进行化学消毒剂喷洒消毒，因为这些措施不但达不到良好的防控效果，反而会对环境和人体造成伤害。

2.空气

（1）通常选择开窗通风或机械通风。采用化学消毒剂喷雾消毒时应在无人条件下进行。

（2）集中空调通风系统的管理。疫情防控期间，特别是对于收治疑似或确诊患者的区域，集中空调通风系统原则上应暂停使用，具体可参照以下原则：人员密集场所应暂停使用；非公共场所需继续时，应定时对通风系统进行清洗消毒；其他场所宜采用全新风方式运行，在每天冷热源设备启用前或停用后应让新风机和排风机多运行1次或2次，进行换气，定时对集中空调通风系统进行清洗、消毒或部件更换；对于须开启集中空调通风系统的，应先对空调通风系统的运行原理进行充分了解，如无法确定是否为每个房间独立运行，应关小或全关回风阀，全开新风阀，以提高通风系统的新风量，同时开启相应的排风系统，并在空调回风口安装纳米或高强度紫外线灯等消毒装置，加强对集中空调通风系统的清洁消毒，每月及疫情结束后清洗消毒或更换部件。

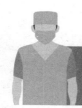

六、新型冠状病毒肺炎医院感染防控重点部门工作流程

（一）发热门诊工作流程

发热门诊的布局和流程均应符合国家制定的相关规范，在新的防控形势下，发热门诊应按照国家的各项新标准、新要求做到随时调整。2020年2月4日，国家卫生健康委员会办公厅发布《关于加强重点地区重点医院发热门诊管理及医疗机构内感染防控工作的通知》（国卫办医函〔2020〕102号）（简称"《通知》"），对相关医疗机构的发热门诊管理提出了更为严格的要求。《通知》要求，一些有条件的医疗机构，必须要将发热门诊在原有基础上划分为特殊诊区和普通诊区。特殊诊区要在相对独立的区域里，专门用于接诊患新型冠状病毒肺炎可能性较大的患者，而普通诊区里则接诊病因明确的发热患者或患新型冠状病毒肺炎可能性较小的患者。根据疫情的变化和发展，我院在发热门诊预检分诊点前置于医院大门口，按是否有武汉的流行病学史等，将患者分为两部分。

1. 医院大门口预检分诊点工作岗位及流程（负责部门：门诊部办公室）

（1）人员准备

人员类别	职责与工作流程	防护要求	备注
分诊人员	1.预检分诊人员负责测量体温、分诊、引导及登记发热患者和有疫区关联者信息； 2.志愿者先接受培训（附件3《志愿者须知》），负责测量机动车道行车司机及乘坐人员体温，指引（或陪同）发热患者到发热门诊； 3.发放《致病友的一封信》（附件4）。	一级防护	每天排6班，每天黄金院区22人，章贡院区19人
后勤人员	1.物业负责测量行人及骑行电动车人员体温； 2.保安负责安保及维持秩序。		

续表

人员 类别	职责与工作流程	防护 要求	备注
管理 人员	1.院办安排志愿者协助分诊工作； 2.护理部安排晚班与分诊人员交接； 3.总务科安排转运桌椅等办公用品； 4.院感科指导预检分诊工作及发放N95口罩。	一级防护	

（2）物品准备（每天2次，早晚各1次，应根据消耗情况及时补充）

物品 地点	物品名称、数量及要求	备注
入口 帐篷	体温计29根，体温枪15个，外科口罩100个，帽子150包，雨衣2盒，手消剂6瓶，轮椅2台，隔离衣10个包，医用口罩600个（给患者发放）	每院区1套

（3）医院大门入口预检分诊点工作指引流程图

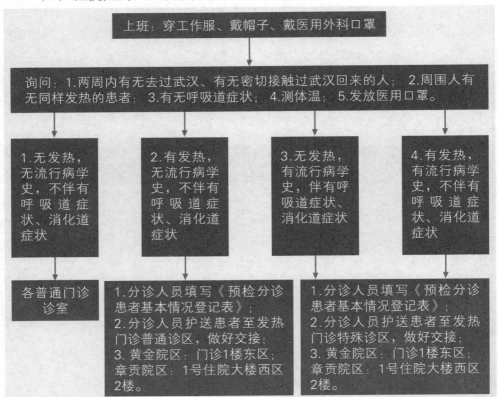

2. 发热门诊工作岗位及流程

发热门诊首要任务是鉴别各类急性发热，尤其是一周以内急性起热的疾病，主要是急性呼吸道传染病，早期正确识别新冠肺炎疑似病例，是防控的重要环节。因此，要求发热门诊的医护人员应对发热疾病的早期诊断和鉴别具备高度的敏感性，熟练掌握感染性发热和非感染性诸如肿瘤、风湿病的发热特征，尤其是流感等各类以发热为主要临床表现的急性呼吸道感染间的鉴别。对于本次新冠肺炎更应该提高警惕，更新自己的新冠肺炎知识，灵活应对。但是，新型冠状病毒肺炎患者存在复杂多变，不易诊断的特点，极大地增加了发热门诊的工作难度，医务人员要时刻保持警惕，通过仔细询问病史、影像学检查、临床症状、化验检查等多方面综合判断，必要时时可放宽指征送快速病毒核酸检测。

（1）人员准备

人员类别	职责与工作流程	防护要求	备注（排班、物品要求等）
分诊护士	1.询问流行病学史、简要病史——测体温——记录； 2.发热门诊物品准备； 3.抽血，标本与后勤人员对接； 4.每班消毒。	一级防护	每天排3班（护士因隔离衣不足而穿手术衣，戴外科口罩）
导诊护士	接送转运疑似患者，引领检查、入住病房，交流呼吸卫生和咳嗽礼仪	一级防护	
接诊医师	1.接诊患者； 2.咽拭子标本采集。	二级防护	每天排2班
后勤人员	标本转运、普通清洁卫生	二级防护	
管理人员	1.院感科：监督院感落实情况； 2.门诊部：安排管理分诊护士、导诊护士、后勤人员； 3.医务科：患者全流程管理。	一级防护	各部门每天至少巡查1次

（2）物品准备（每天两次，早晚各一次，应根据消耗情况及时补充）

物品地点	物品名称及要求	备注
医务人员通道	外科口罩、手消毒液、帽子、检查手套	
分诊台	外科口罩、体温表、手消毒液、预检分诊病人基本情况登记表	抢救车放置在分诊台后面
医师办公桌	护目镜、防护服、隔离衣、N95口罩、外科口罩	
物品橱柜	各类防护用品	
污物处置点		

（3）两院区发热门诊示意图

章贡院区一号住院楼西区2楼发热门诊示意图

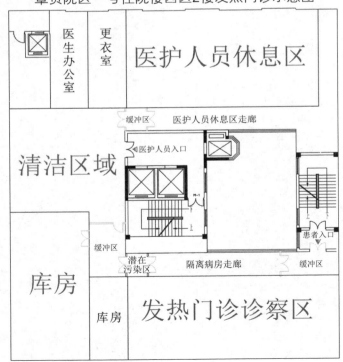

黄金院区发热门诊示意图

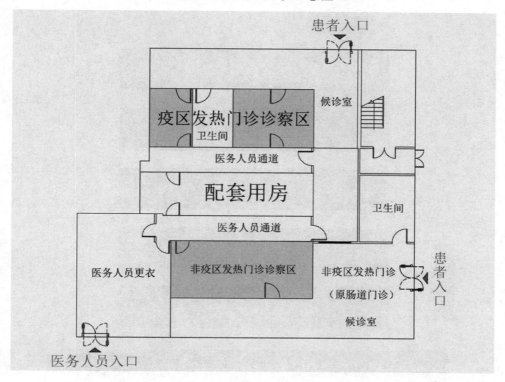

（4）两院区发热门诊预检分诊工作指引流程图

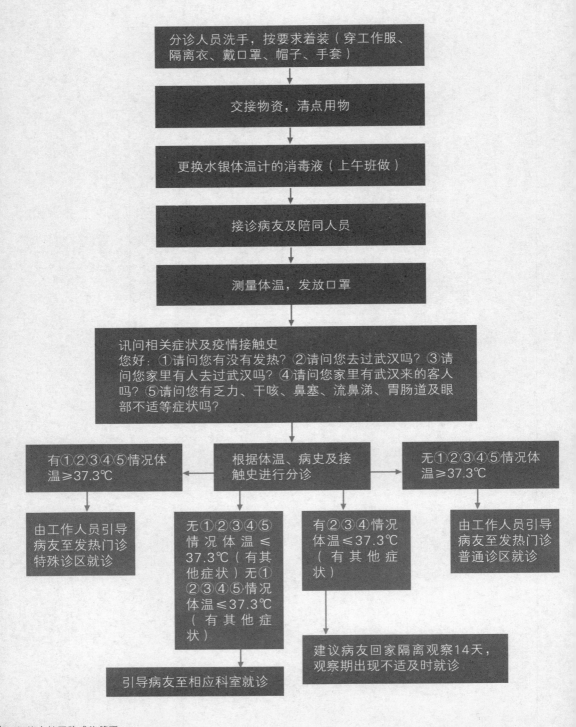

分诊人员洗手，按要求着装（穿工作服、隔离衣、戴口罩、帽子、手套）

↓

交接物资，清点用物

↓

更换水银体温计的消毒液（上午班做）

↓

接诊病友及陪同人员

↓

测量体温，发放口罩

↓

讯问相关症状及疫情接触史
您好：①请问您有没有发热？②请问您去过武汉吗？③请问您家里有人去过武汉吗？④请问您家里有武汉来的客人吗？⑤请问您有乏力、干咳、鼻塞、流鼻涕、胃肠道及眼部不适等症状吗？

↓

有①②③④⑤情况体温≥37.3℃ ← 根据体温、病史及接触史进行分诊 → 无①②③④⑤情况体温≥37.3℃

由工作人员引导病友至发热门诊特殊诊区就诊

无①②③④⑤情况体温≤37.3℃（有其他症状）无①②③④⑤情况体温≤37.3℃（有其他症状）

有②③④情况体温≤37.3℃（有其他症状）

由工作人员引导病友至发热门诊普通诊区就诊

建议病友回家隔离观察14天，观察期出现不适及时就诊

引导病友至相应科室就诊

（5）两院区发热门诊工作指引流程图

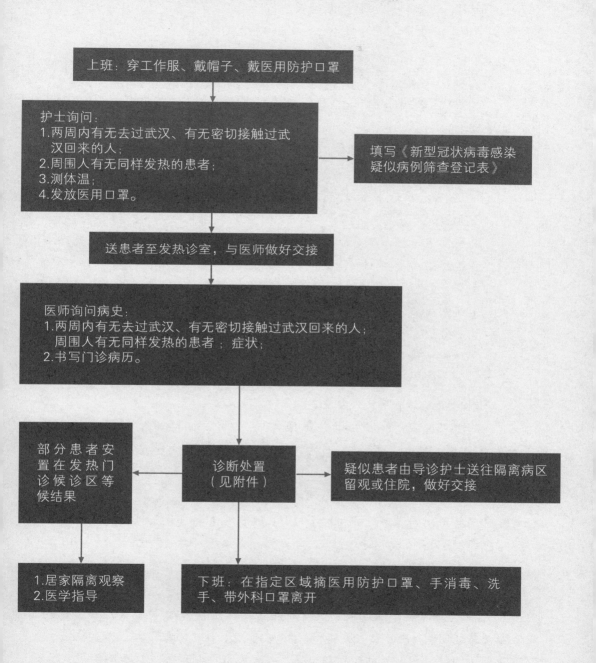

上班：穿工作服、戴帽子、戴医用防护口罩

护士询问：
1. 两周内有无去过武汉、有无密切接触过武汉回来的人；
2. 周围人有无同样发热的患者；
3. 测体温；
4. 发放医用口罩。

填写《新型冠状病毒感染疑似病例筛查登记表》

送患者至发热诊室，与医师做好交接

医师询问病史：
1. 两周内有无去过武汉、有无密切接触过武汉回来的人；周围人有无同样发热的患者；症状；
2. 书写门诊病历。

部分患者安置在发热门诊候诊区等候结果

诊断处置（见附件）

疑似患者由导诊护士送往隔离病区留观或住院，做好交接

1. 居家隔离观察
2. 医学指导

下班：在指定区域摘医用防护口罩、手消毒、洗手、带外科口罩离开

·三级综合性医院感染管理
——新冠肺炎疫情下的应对策略

附件　发热门诊医师诊断处置流程

（1）有流行病学接触史伴发热或呼吸道症状或消化道症状者：

①血常规。

②胸部CT。

③咽拭子标本（2份）：新型冠状病毒核酸、甲型流感及乙型流感抗原检测。

④送留观隔离病房诊治：章贡院区患者直接进入病房；黄金院区患者由导诊护士送入病房。

（2）有流行病学接触史但无任何症状者：

①血常。

②胸部CT（患者要求）。

③居家隔离观察（不适随诊）。

（3）无流行病学接触史伴发热或呼吸道症状者：

①血常规。

②胸部CT。

③视病情送检咽拭子标本（2份）：新型冠状病毒核酸、甲型流感及乙型流感抗原检测。

根据胸部CT结果处理意见：

·具有典型病毒性肺炎影像学特征者，留取咽拭子标本（2份）行新型冠状病毒核酸、甲型及乙型流感抗原检测。送留观隔离病房诊治。

·胸部CT平扫无异常者，按一般呼吸道感染对症处理。如考虑病毒感染给予奥司他韦（75mg，bid）或阿比多尔片（0.2，tid）抗病毒治疗疗程5天；如考虑细菌感染给予头孢克洛缓释片（0.5，bid）或阿莫西林克拉维酸钾（2片，tid）。

·有肺炎影像学改变但无典型病毒性肺炎特征者，按社区获得性肺炎给予抗感染、退热、止咳对症处理。抗感染治疗方案可选用：莫西沙星（0.4，qd）或头孢克洛缓释片（0.5，bid）或阿莫西林克拉维酸钾（2片，tid），初步疗程5~7天；病情需要者可收入呼吸科病区住院诊治。

（6）发热门诊各班护士设置及岗位职责、要求和流程

岗位 工作地点 工作时间	防护 级别	岗位职责	工作要求	工作流程
A1班 候诊室、 就诊区 8：00— 16：00	二级	①按防护要求提前15分钟进入工作区域，进行财产交接、物品清点、设备检查并记录； ②配置消毒液，用1000mg/L含氯消毒剂擦拭顺次擦拭等候区、就诊区台面（一区一抹布）； ③协助患者挂号、发放口罩、测体温； ④登记患者基本信息（记录有无疫区接触史、是否行新型冠状病毒检测、甲乙流检测等信息）； ⑤维持候诊室的秩序，指导患者之间距离1.5米； ⑥中午紫外线消毒诊疗室→就诊区→候诊室； ⑦与P班交接工作。	①严格遵守工作纪律及规章制度； ②严格执行消毒隔离制度，工作期间严禁串岗到清洁区； ③严格执行疫情上报制度。 ④注意信息安全，保守患者医密。	提前15分钟到岗→按要求穿戴防护装备→清点所有财产并登记→配置消毒液，擦拭诊疗室、候诊室、就诊室台面→负责患者挂号→给患者发放口罩、测体温→整理诊室环境、物品→与P班交接班

岗位 工作地点 工作时间	防护 级别	岗位职责	工作要求	工作流程
A2班 采血室、外出陪同检查 8：00—12：00 14：00—17：00	二级	①按防护要求提前15分钟进入工作区域； ②用1000mg/L含氯消毒剂顺次擦拭治疗室→半污染区→采血室（一区一抹布）； ③根据医嘱完成相应的护理操作，负责打印条码，为患者采血（一人一垫巾一压脉带）及留取标本，通知送检； ④与工人交接送检标本； ⑤陪同患者外出，包括行CT、放射检查或送病房，检查结束陪同返回，不可让患者自行往返。外出着装要求：在二级防护的基础上加戴外出帽子、外出鞋套、外科口罩、加穿布类外出隔离衣（清洁面朝外）、更换手套。返回后脱下的外出隔离衣挂在污染区内，污染面朝外，穿着时将清洁面朝外； ⑥中午紫外线消毒治疗室→半污染区→采血室； ⑦补充物资； ⑧与P班交接工作。	①严格遵守工作纪律及规章制度； ②严格执行消毒隔离制度，严禁戴目镜/面屏和穿隔离衣外出； ③严格执行查对制度，正确识别患者身份； ④注意信息安全，保守患者医密； ⑤严格按照标本送检流程及时送检各类标本，标本密闭袋装； ⑥外出送患者检查应落实外出防护要求，避免院内感染。	提前15分钟到岗→按要求穿戴防护装备→消毒液擦拭采血室→打印条码，为患者采血、留取标本，通知送检→与工人对接标本→陪同患者做检查及返回→中午紫外线消毒→查看物资使用情况，及时补充→与P班交接班

续表

岗位 工作地点 工作时间	防护 级别	岗位职责	工作要求	工作流程
P班 发热门诊 所有区域 16：00— 0：00	二级	①按防护要求提前15分钟进入工作区域。进行财产交接、物品清点、设备检查并记录； ②协助患者挂号、发放口罩、测体温。登记患者基本信息（记录有无疫区接触史、是否行新型冠状病毒检测、甲乙流检测等信息）； ③根据医嘱完成相应的护理操作，负责打印条码，为患者采血（一人一垫巾一压脉带）及留取标本，通知送检，与工人对接标本； ④陪同患者外出，包括行CT、放射检查或送病房，检查结束陪同返回，不可让患者自行往返（按外出着装要求）； ⑤维持候诊室的秩序，指导患者之间距离1.5米； ⑥擦拭及紫外线消毒：用1000mg/L含氯消毒剂擦拭候诊区、就诊区、采血室、诊疗室、留观室，紫外线消毒以上各室(一区一抹布)； ⑦与N班交接工作。	①严格遵守工作纪律及规章制度； ②严格执行消毒隔离制度，严禁戴目镜/面屏和穿防护服外出； ③严格执行查对制度，正确识别患者身份； ④注意信息安全，保守患者医密； ⑤严格按照标本送检流程及时送检各类标本，标本密闭袋装； ⑥外出送患者检查应落实外出防护要求，避免院内感染。	提前15分钟到岗→按要求穿戴防护装备→登记患者信息→打印条码，为患者采血、留取标本，并通知送检→与工人完成标本对接→陪同患者做检查及返回→紫外线消毒各诊室→与N班或A班交接班

续表

岗位 工作地点 工作时间	防护 级别	岗位职责	工作要求	工作流程
N班 发热门诊 所有区域 00：00— 08：00	二级	①按防护要求提前15分钟进入工作区域。进行财产交接、物品清点、设备检查并记录； ②协助患者挂号、发放口罩、测体温。登记患者基本信息（记录有无疫区接触史、是否行新型冠状病毒检测、甲乙流检测等信息）； ③根据医嘱完成相应的护理操作，负责打印条码，为患者采血（一人一垫巾一压脉带）及留取标本，通知送检，与工人对接标本； ④陪同患者外出,包括行CT、放射检查或送病房，检查结束陪同返回，不可让患者自行往返（按外出着装要求）； ⑤维持候诊室的秩序，指导患者之间距离1.5米； ⑥擦拭及紫外线消毒：用1000mg/L含氯消毒剂擦拭候诊区、就诊区、采血室、诊疗室、留观室，紫外线消毒以上各室(一区一抹布）。	①严格遵守工作纪律及规章制度； ②严格执行消毒隔离制度，严禁戴目镜/面屏和穿防护服外出； ③严格执行查对制度，正确识别患者身份； ④注意信息安全，保守患者医密； ⑤严格按照标本送检流程及时送检各类标本，标本密闭袋装； ⑥外出送患者检查应落实外出防护要求，避免院内感染。	提前15分钟到岗→按要求穿戴防护装备→登记患者信息→打印条码，为患者采血、留取标本，并通知送检→与工人完成标本对接→陪同患者做检查及返回→紫外线消毒各诊室→与A班交接班

岗位 工作地点 工作时间	防护 级别	岗位职责	工作要求	工作流程
组长班 生活区 8：00— 12：00 14：00— 17：00	一级	①按防护要求提前15分钟进入工作区域，了解全天就诊患者总数、疫区接触史人数、核酸检测人数及结果、甲乙流报告人数及结果并填写； ②指导所有医护人员防护用品正确穿戴及更换； ③用1000mg/L含氯消毒剂擦拭生活区域，擦拭完毕紫外线消毒； ④负责新到岗护士的培训及各消毒防控措施的落实； ⑤协调解决患者就诊及医护工作中遇到的问题； ⑥发热门诊后勤保障工作，包括申领、补充用品； ⑦协助危重病人的抢救、人员的调配工作； ⑧严格执行疫情报告制度，一旦出现可疑病人，及时上报。	①严格遵守工作纪律及规章制度； ②严格执行消毒隔离制度，严禁串岗至污染区域； ③严格执行疫情上报制度； ④注意信息安全，保守医密。	提前15分钟到岗→按要求穿戴防护装备→了解发热门诊病人动态→擦拭生活区域→紫外线消毒→指导医护人员防护穿戴要求及培训新入科人员→协调解决存在的问题→疫情上报→备足物资

续表

岗位 工作地点 工作时间	防护 级别	岗位职责	工作要求	工作流程
搭班 生活区、发热门诊所有区域、外出陪同检查 12：00—20：00	一级或二级，根据区域调整	①按防护要求提前15分钟进入工作区域； ②协助P班完成行各项工作； ③负责送患者检查及转科（按A2班外送检查工作要求）。	①严格遵守工作纪律及规章制度； ②严格执行消毒隔离制度，严禁戴护目镜/面屏和穿防护服外出； ③严格执行查对制度，正确识别患者身份； ④注意信息安全，保守患者医密； ⑤严格按照标本送检流程及时送检各类标本，标本密闭袋装； ⑥外出送患者检查应落实外出防护要求，避免院内感染。	提前15分钟到岗→按要求防护穿戴→协助P班工作→检查陪同及转科

（二）发热患者120救护车出车、转诊流程

1. 120救护车出车流程

赣南医学院第一附属医院为江西省赣州市第十三急救站，接赣州市120调度中心电话后，工作人员执行一级防护，至指定地点接送患者。打开车门，引导患者上车，患者上车后关好车门，医护人员坐驾驶室。转运期间，出诊人员尽量与患者保持1.5米以上距离，但要做好人文关怀，将患者就近送至附近设有发热门诊医院。

2. 确诊病例或高度疑似病例转运流程

若发现新型冠状病毒感染的确诊病例或高度疑似病例，由医院务科组织填写《新型冠状病毒感染的肺炎病例简介》，并交至赣州市卫生健康委员会，同时院感科负责向疾控中心上报，成立院内流行病学调查组开展院内流调工作，市卫生健康委员会审核后，指派急救中心派负压救护车来院转运患者至赣州市第五人民医院。

（三）隔离病房工作岗位及流程

1. 人员准备

人员类别	职责与工作流程	防护要求	备注（排班、物品要求等）
医师	查房；诊疗；采样等。	二级防护；如果气管插管和气管切开等有可能发生患者呼吸道分泌物、体内物质的喷射或飞溅工作时，则采用三级防护（加面罩）。	
护士	接诊患者、注射、换药、吸痰、采血等护理操作；病区消毒。	二级防护；如果气管插管和气管切开等有可能发生患者呼吸道分泌物、体内物质的喷射或飞溅工作时，则采用三级防护（加面罩）。	每日3班；2人/班，1人在病区里，1人在病区外
后勤人员	病室日常环境清洁	二级防护	每天2次
管理人员	日常的监督管理	根据是否进入病房采取相应的防护级别	

2. 物品准备（每天8:00—8:30）

物品地点	物品名称、要求	备注
清洁区（病区外办公室）	医用防护口罩、一次性帽子、工作衣、工作鞋、乳胶手套、洗手液等	普通防护用品数量充足
潜在污染区（缓冲区）	防护服/隔离衣（11套）、一次性帽子、一次性医用外科口罩（2盒）、防护眼罩（12个）、防护面屏（11个）、N95口罩（22个）、鞋套、戴乳胶手套等	共穿戴两层帽子、口罩、鞋套

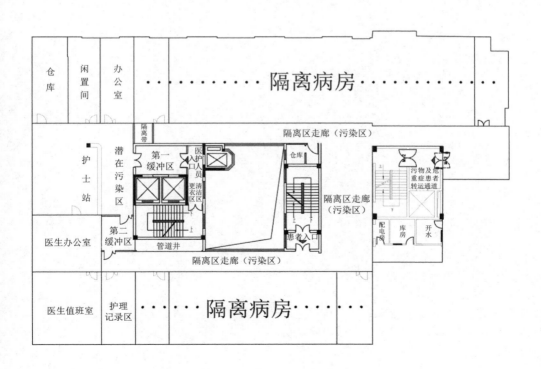

（2）黄金院区急诊3楼隔离病房示意图

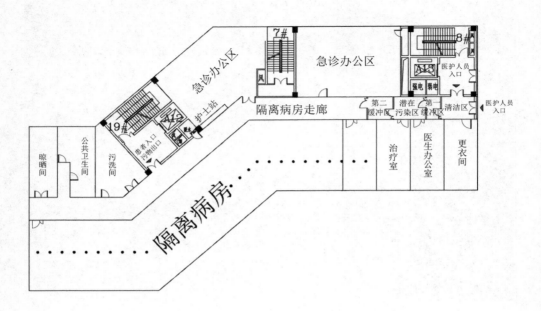

4. 两院区隔离病房医疗工作人员工作指引流程图

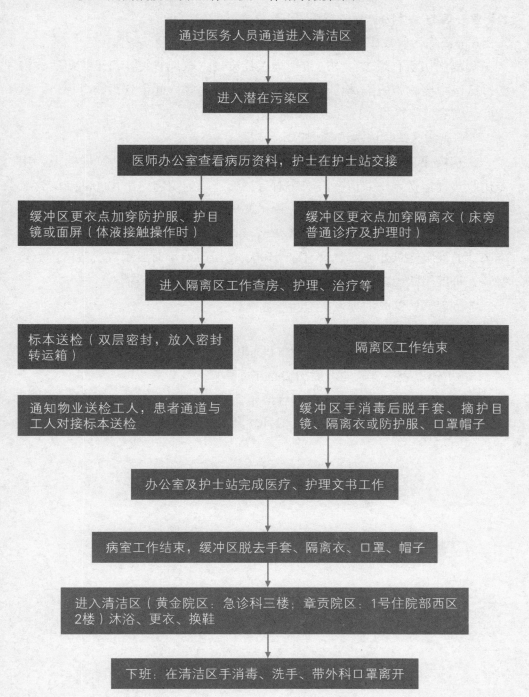

通过医务人员通道进入清洁区

↓

进入潜在污染区

↓

医师办公室查看病历资料，护士在护士站交接

↓

缓冲区更衣点加穿防护服、护目镜或面屏（体液接触操作时）

缓冲区更衣点加穿隔离衣（床旁普通诊疗及护理时）

↓

进入隔离区工作查房、护理、治疗等

↓

标本送检（双层密封，放入密封转运箱）

隔离区工作结束

↓

通知物业送检工人，患者通道与工人对接标本送检

缓冲区手消毒后脱手套、摘护目镜、隔离衣或防护服、口罩帽子

↓

办公室及护士站完成医疗、护理文书工作

↓

病室工作结束，缓冲区脱去手套、隔离衣、口罩、帽子

↓

进入清洁区（黄金院区：急诊科三楼；章贡院区：1号住院部西区2楼）沐浴、更衣、换鞋

↓

下班：在清洁区手消毒、洗手、带外科口罩离开

·三级综合性医院感染管理
——新冠肺炎疫情下的应对策略

5.医护人员进出隔离病房各区域穿脱防护物品流程〔见前述四（四）2.管理好医务人员防护物品穿脱流程〕

6.隔离病房医疗废物处置流程

隔离病房所有垃圾，均应被视为医疗废物，双层袋装。每班接班后，将缓冲区医疗废物带入隔离区连同隔离区的医疗废物一起带到污物电梯口，标记好"新冠"字样投入医疗废物集装箱内。

7.隔离病区织物清洗消毒流程

病房换下的织物用双层黄色袋密闭封口，贴上"新冠"字样标识→用专用收集桶运送至洗衣房→洗衣房对有"新冠"的织物先用1000mg/L的含氯消毒剂浸泡30分钟后按一般织物管理（每班接班后，将缓冲区布类带入隔离区，连同隔离区的布类一起带到污物电梯口布类收集桶内）。注意：病毒感染阳性的被服终末处理：含氯消毒剂1000mg/L浸泡1小时后用双层黄色垃圾袋盛装，每层用鹅颈结扎口。

8.隔离病区物品消毒方法

（1）空气消毒：紫外线。

（2）物体表面：含氯消毒剂1000mg/L。

（3）体温表：含氯消毒剂1000mg/L。

（4）护目镜的处理：在隔离区取下后及时用1000mg/L含氯消毒剂浸泡消毒一小时后，从隔离区带入缓冲区冲洗晾干备用。

9.隔离病房各班护士设置及职责、要求和流程

岗位 工作地点 工作时间	防护 级别	岗位职责	工作要求	工作流程
行政班 清洁区 8：00—16：00	一级防护，根据风险加戴橡胶手套、一次性脚套、隔离衣	①按防护要求提前15分钟进入工作区域。组织晨交班，交代工作安排及任务，强调近期工作存在的问题并进行改正； ②无菌物品、隔离衣的清点，查看有无回收更换、消毒液的配置及更换；每天9：00使用1000mg/L含氯消毒液擦拭护士站、治疗室、办公桌台面，9：30完成更衣室、办公室、治疗室、防护用品间紫外线消毒工作； ③负责发热门诊及隔离区的协调工作，人力紧张时及时调配人员，人力充足时及时安排人员休息； ④联系医院食堂为患者及工作人员统计送餐数量并通知送餐，传递家属提供生活用品等； ⑤负责新入科医生及护士的带教及培训工作，指导外来工作人员防护着装要求。监督清洁工的工作符合感控要求； ⑥每天对各区域各项工作进行质量检查； ⑦下班前进行药品，物资(包括一次性物品、防护用品)申领，保管及检查工作，以确保抢救设备完好，药品、物品齐全，符合要求。	①严格遵守工作纪律及规章制度； ②严格执行工作制度及消毒隔离制度，严禁穿工作衣、外科口罩进入半污染区及污染区； ③严格执行疫情上报制度； ④保护患者隐私，严禁信息外泄。	提前15分钟到岗→按要求穿戴防护装备→查看病室动态报告→组织早交班→配置消毒液，擦拭台面→紫外线消毒清洁区各房间→统计患者及工作人员用餐人数并通知送餐→检查各区域护士上班质量情况并进行督导→准备充分物资（防护用品、一次性物品）→与P班交接班

·三级综合性医院感染管理
——新冠肺炎疫情下的应对策略

续表

岗位 工作地点 工作时间	防护级别	岗位职责	工作要求	工作流程
A班 留观病房隔离区、半污染区 8：00—16：00	二级、三级（有创作如给吸传染患者行管管切吸时操作呼吸道插、开痰时）	①进按防护要求提前15分钟进入工作区域。进行财产交接、物品清点、设备检查并记录。 ②床旁交接班，重点交代特殊病人及本班未完成的工作。 ③每日上午8：00用1000mg/L含氯消毒液依次擦拭办公室、治疗室、病房物品表面（每个区域一条毛巾），紫外线空气消毒1小时后持续开窗通风。 ④在患者入口接待新患者，完成宣教及交待注意事项，正确执行医嘱，完成各项治疗及护理措施，按等级护理要求巡视病房，密切观察患者生命体征及病情变化，发现问题及时报告医师，完成护理记录及病室动态报告。 ⑤将隔离区内布类和已满的黄色垃圾袋双层打包送至隔离室电梯口。检查并督促保洁员做好地面、物表的消毒。 ⑥办理转出手续。将解除隔离的患者送至患者出口接受喷洒消毒后离开；将核酸阳性患者送至患者出口与120急救人员交接。患者离开后，进行病房终末消毒，核酸阳性患者病房，需通知院感科指导处理； ⑦及时补充防护用品及物资；指导外来工作人员进行防护并监督检查落实情况。	①按要求提前15分钟到岗，不得脱岗； ②严格执行消毒隔离制度，规范落实个人防护。工作时严禁串岗至清洁区； ③注意信息安全，保守患者医密； ④严格执行护理心制度，严防不良事件发生。	提前15分钟到岗→按要求穿戴防护装备→与N班护士严格交接班→紫外线消毒及消毒液擦拭治疗室、办公室、病房→处理并执行本班医嘱→核对液卡、输注射药单→核对医嘱→执行本班各项治疗→书写好病室动态报告和护理记录→垃圾处理→与P班交接班

续表

岗位 工作地点 工作时间	防护 级别	岗位职责	工作要求	工作流程
P班 隔离区、 半污染区 16：00— 00：00	同 A 班	①进按防护要求提前15分钟进入工作区域。进行财产交接、物品清点、设备检查并记录； ②在床旁交接班，重点交接特殊患者及本班未完成的工作； ③在患者入口接待新患者，完成宣教及交待注意事项，正确执行医嘱，完成各项治疗及护理措施，按等级护理要求巡视病房，密切观察患者生命体征及病情变化，发现问题及时报告医师，完成护理记录及病室动态报告； ④每日晚上8：00用1000mg/L含氯消毒液依次擦拭办公室、治疗室、病房物品表面（每个区域一条毛巾），紫外线空气消毒1小时后持续开窗通风； ⑤将隔离区内布类和已满的黄色垃圾袋双层打包送至隔离室电梯口。检查并督促保洁员做好地面、物表的消毒； ⑥办理转出手续。将解除隔离的患者送至患者出口接受喷洒消毒后离开；将核酸阳性患者送至患者出口与120急救人员交接。患者离开后，进行病房终末消毒，核酸阳性患者病房需通知院感科指导处理； ⑦做好患者各项生活护理。联系医院食堂为患者及工作人员送晚餐、传递家属提供的生活用品等； ⑧及时补充防护用品及物资；指导外来工作人员进行防护并监督检查落实情况。	①按要求提前15分钟到岗，不得脱岗； ②严格执行消毒隔离制度，规范落实个人防护。工作时严禁串岗至清洁区； ③注意信息安全，保守患者医密； ④严格执行护理核心制度，严防不良事件发生。	提前15分钟到岗→按要求穿戴防护装备→与A班护士严格交接班→紫外线消毒及消毒液擦拭治疗室、办公室、病房→执行本班各项治疗→核对长期输液卡、注射单、服药单→核对当天医嘱→处理并执行本班医嘱→书写好病室动态报告和护理记录→垃圾处理→与N班交接班

续表

岗位 工作地点 工作时间	防护 级别	岗位职责	工作要求	工作流程
N班 隔离病房 隔离区、 半污染区 00：00— 08：00	同 A 班	①按防护要求提前15分钟进入工作区域。进行财产交接、物品清点、设备检查并记录； ②在床旁交接班，重点交接特殊患者及本班未完成的工作； ③在患者入口接待新患者，完成宣教及交待注意事项，正确执行医嘱，完成各项治疗及护理措施，按等级护理要求巡视病房，密切观察患者生命体征及病情变化，发现问题及时报告医师，完成护理记录及病室动态报告； ④每日早上6：00用1000mg/L含氯消毒液依次擦拭办公室、治疗室、病房物品表面（每个区域一条毛巾），紫外线空气消毒1小时后持续开窗通风； ⑤将隔离区内布类和已满的黄色垃圾袋双层打包送至隔离室电梯口。检查并督促保洁员做好地面、物表的消毒； ⑥办理转出手续。将解除隔离的患者送至患者出口接受喷洒消毒后离开；将核酸阳性患者送至患者出口与120急救人员交接。患者离开后，进行病房终末消毒，核酸阳性患者病房需通知院感科指导处理； ⑦做好患者各项生活护理。联系医院食堂为患者及工作人员送晚餐、传递家属提供的生活用品等； ⑧及时补充防护用品及物资；指导外来工作人员进行防护并监督检查落实情况。	①按要求提前15分钟到岗，不得脱岗； ②严格执行消毒隔离制度，规范落实个人防护。工作时严禁串岗至清洁区； ③注意信息安全，保守患者医密； ④严格执行护理核心制度，严防不良事件发生。	提前15分钟到岗→按要求穿戴防护装备→与P班护士严格交接班→紫外线消毒及消毒液擦拭治疗室、办公室、病房→执行本班各项治疗→核对长期输液卡、注射单、服药单→核对当天医嘱→处理并执行本班医嘱→书写好病室动态报告和护理记录→垃圾处理→与A班交接班

附：发热门诊及隔离病房护理关键环节流程

1.采血流程

医生开出血检验项目→护士打印条码→双人核对条码与患者信息无误→根据检验项目选择试管并贴条码→准备密封袋，标注发热门诊及患者姓名，将密封袋敞开备用→按静脉采血操作流程采血后将血标本放入密封袋→更换手套，将密封袋密封，再次核对→打物业电话送检→与物业人员交接血标本，交代送检注意事项及地点。

2.检查陪同（CT检查）流程

医生开出检查单→护士核对患者信息→电话通知检查科室→携检查单陪同患者到达检查科室〔在二级防护的基础上加戴外出帽子、外出鞋套、外科口罩、加穿布类外出隔离衣（清洁面朝外）、更换手套〕→与检查科室医生交接患者相关信息→陪同患者共同返回，不得让患者自行离开（返回后脱下的外出隔离衣挂在污染区内，污染面朝外，穿着时将清洁面朝外）。

3.留观患者取药流程

医生开出药物处方→护士核对患者及药物信息→指导患者缴费成功（手机或自助机）→电话通知药房摆药→走患者通道取药（外出着装要求同陪同CT检查）→到达药房，核对患者及药物信息无误，取走药物→从患者通道返回（返回后脱下的外出隔离衣挂在污染区内，污染面朝外，穿着时将清洁面朝外）→再次核对后发药，行用药指导。

4.送留观患者入隔离区流程

医生确定患者留观或住院→电话通知隔离区护士安排床位→将患者送至隔离区患者入口（外出着装要求同CT检查）→与隔离区护士交接患者情况→从患者通道离开隔离区返回发热门诊（返回后脱下的外出隔离衣挂在污染区内，污染面朝外，穿着时将清洁面朝外）。

5.接待留观患者流程

①14：30之前送检标本的留观患者：发热门诊通知有留观患者入科→安排陪护椅（单人单间单椅）→接待患者从患者通道入口进入隔离区→安置患者，行入科宣教（留观期间不得外出；协助点中餐等）

→新冠病毒核酸检测结果阴性→解除隔离（若结果阳性→安排有床位的房间→陪护椅及所在房间进行紫外线消毒）→完成病室动态报告及护理记录。

②次日上午8：00送检标本的留观患者：发热门诊通知有留观患者入科→安排床位（单人单间）→接待患者从患者通道入口进入隔离区→安置患者，行入科宣教（留观期间不得外出；协助点晚餐、次日早餐等）→新冠病毒核酸检测结果阴性→解除隔离（若结果阳性→继续隔离）→完成病室动态报告及护理记录。

6.接待住院患者流程

发热门诊通知有住院患者入科→安排床位（单人单间）→接待患者从患者通道入口进入隔离区→安置患者，办理入院手续，行入科宣教（住院期间不得外出；协助点餐等）→按等级护理巡视病房，遵医嘱执行各项治疗及护理措施→完成护理记录及病室动态报告。

7.确诊阳性转院及出院流程

留观患者及住院患者确诊阳性→通知院感科，联系120→将患者送至患者出口→与120急救人员交接→办理转出手续→进行病房紫外线消毒1小时→床单、被套、枕套含氯消毒剂1000mg/L浸泡1小时后用双层黄色垃圾袋密闭封口，标注"新冠"送洗衣房清洗→棉絮、枕芯毁形后按医疗垃圾处理，弃入感染性垃圾袋→登记传染病床单位终末消毒登记本。

8.遗体料理流程

口、鼻、肛门、阴道等开放处，可用浸有3000mg/L含氯消毒液的棉球堵塞→遗体双层大单包裹→将遗体放入双层密封的一次性遗体袋内→尽快经污物电梯及专用遗体运送车送指定地点火化。

（四）ICU收治新型冠状病毒肺炎患者流程及诊治流程

1.ICU收治新型冠状病毒肺炎患者流程

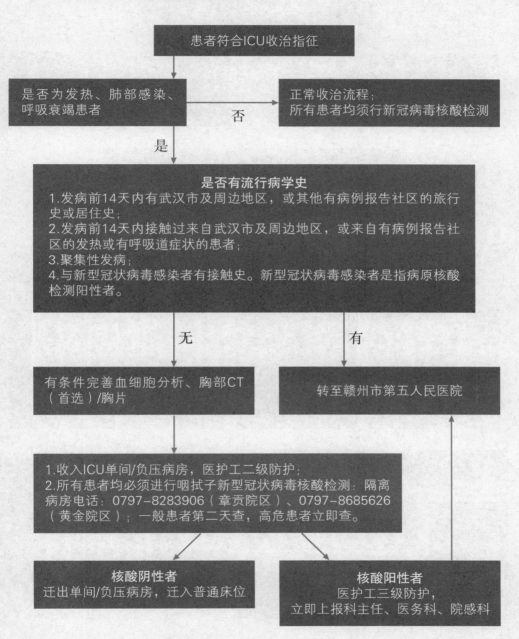

患者符合ICU收治指征

是否为发热、肺部感染、呼吸衰竭患者

否 → 正常收治流程；所有患者均须行新冠病毒核酸检测

是

是否有流行病学史
1.发病前14天内有武汉市及周边地区，或其他有病例报告社区的旅行史或居住史；
2.发病前14天内接触过来自武汉市及周边地区，或来自有病例报告社区的发热或有呼吸道症状的患者；
3.聚集性发病；
4.与新型冠状病毒感染者有接触史。新型冠状病毒感染者是指病原核酸检测阳性者。

无 → 有条件完善血细胞分析、胸部CT（首选）/胸片

有 → 转至赣州市第五人民医院

1.收入ICU单间/负压病房，医护工二级防护；
2.所有患者均必须进行咽拭子新型冠状病毒核酸检测：隔离病房电话：0797-8283906（章贡院区）、0797-8685626（黄金院区）；一般患者第二天查，高危患者立即查。

核酸阴性者
迁出单间/负压病房，迁入普通床位

核酸阳性者
医护工三级防护，
立即上报科主任、医务科、院感科

2.ICU收治新型冠状病毒肺炎患者诊治流程

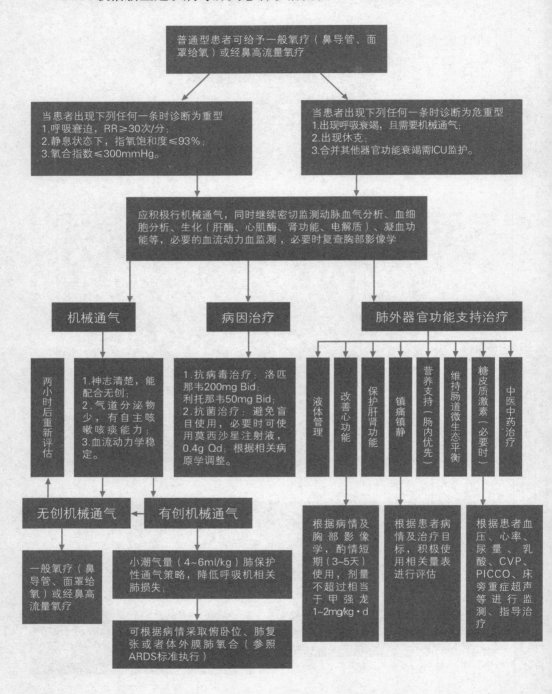

普通型患者可给予一般氧疗（鼻导管、面罩给氧）或经鼻高流量氧疗

当患者出现下列任何一条时诊断为重型
1.呼吸窘迫，RR≥30次/分；
2.静息状态下，指氧饱和度≤93%；
3.氧合指数≤300mmHg。

当患者出现下列任何一条时诊断为危重型
1.出现呼吸衰竭，且需要机械通气；
2.出现休克；
3.合并其他器官功能衰竭需ICU监护。

应积极行机械通气，同时继续密切监测动脉血气分析、血细胞分析、生化（肝酶、心肌酶、肾功能、电解质）、凝血功能等，必要的血流动力血监测，必要时复查胸部影像学

机械通气　　　病因治疗　　　肺外器官功能支持治疗

两小时后重新评估

1.神志清楚，能配合无创；
2.气道分泌物少，有自主咳嗽咳痰能力；
3.血流动力学稳定。

1.抗病毒治疗：洛匹那韦200mg Bid；利托那韦50mg Bid；
2.抗菌治疗：避免盲目使用，必要时可使用莫西沙星注射液，0.4g Qd；根据相关病原学调整。

液体管理

改善心功能

保护肝肾功能

镇痛镇静

营养支持（肠内优先）

维持肠道微生态平衡

糖皮质激素（必要时）

中医中药治疗

无创机械通气　　有创机械通气

一般氧疗（鼻导管、面罩给氧）或经鼻高流量氧疗

小潮气量（4~6ml/kg）肺保护性通气策略，降低呼吸机相关肺损失；

可根据病情采取俯卧位、肺复张或者体外膜肺氧合（参照ARDS标准执行）

根据病情及胸部影像学，酌情短期（3~5天）使用，剂量不超过相当于甲强龙1~2mg/kg·d

根据患者病情及治疗目标，积极使用相关量表进行评估

根据患者血压、心率、尿量、乳酸、CVP、PICCO、床旁重症超声等进行监测、指导治疗

（五）检验科工作岗位及流程

1.人员准备

人员类别	职责与工作流程	防护要求	备注（排班、物品要求）
医师	科主任，科室管理	一级防护	
检验技师	样品接收、存放	二级防护	
病毒检测技师	样品处理、检测、报告发放、消毒与医疗废物处理	三级防护	
后勤人员	普通清洁卫生		早上上班前及下午下班后

2.物品准备（每天8:00—8:30）

物品地点	物品名称、数量及要求	备注
黄金院区	隔离衣8件/天、眼罩6个（消毒后可重复使用）、N95口罩10个/天、外科口罩30个/天	
病毒检测实验室冰箱（黄金院区）	病毒保存液1000人/份	
病毒检测实验室冰箱（黄金院区）	核酸提取试剂500人/份	
病毒检测实验室冰箱（黄金院区）	冠状病毒检测试剂500人/份	

·三级综合性医院感染管理
——新冠肺炎疫情下的应对策略

3.新型冠状病毒核酸检测流程

（1）采样：采样人员按要求做好个人防护。用两根咽拭子同时擦拭双侧扁桃体及咽后壁，将拭子头浸入含病毒保存液的采样管中，尾部折断弃去，旋紧管盖，注明标本编号、姓名等。将盖紧后的标本放入密封袋中，封好口，置于特殊标识的标本转运箱中。血样等其他样本，可按常规送检流程。

（2）院内运输：标本运送人员按要求做好个人防护。每天8：00、14：30，章贡院区标本转运箱由救护车转运、黄金院区标本转运箱由物业人员转运至黄金院区住院部南楼2楼检验科，与检验科标本收集室人员交接转运箱。

（3）检验科实验室内标本转运：检验科标本收集室人员应佩戴帽子、一次性外科口罩、手套、隔离衣。接收标本转运人员的转运箱，用含有效氯0.5%的次氯酸钠消毒液喷转运箱外部，并送至检验科PCR实验室第四区缓冲间。

（4）检验科新型冠状病毒核酸检测：检验科新型冠状病毒核酸检测人员应穿一次性医用防护服、戴防护面罩、双层手套、医用防护口罩、防护鞋套。每天进行两批标本检测。

进入潜在污染区，依次戴医用防护口罩、一次性帽子、换工作鞋，穿工作服、戴手套。

进入污染区，换防护服，戴护目镜、双层手套、医用防护口罩、防护鞋套。

所有冠状病毒核酸检测程序在PCR实验室第四区完成。所有开盖操作必须在生物安全柜内进行，手从生物安全柜抽出之前要消毒并换干净手套，不要戴着污染的手套抽出生物安全柜去做其他事情。

①灭活病毒：取出病毒保存管，用含有效氯0.5%的次氯酸钠消毒液喷塑料密封袋和采集管外壁，置于56℃水浴锅，30分钟灭活病毒。

②核酸提取

A.在生物安全柜内，将蛋白酶K稀释液加入蛋白酶K中，颠倒混匀10次，使其完全溶解。

B.取出预封装试剂，颠倒混匀数次使磁珠重悬。去掉真空包装，轻甩孔板，使试剂及磁珠集中在底部，小心撕去铝箔封口膜，避免震动，防止液体溅出。

C.在生物安全柜内，于第1列、第7列分别加入20μL蛋白酶K溶液，最后加入200μL标本（枪头插入液面内加样），加完样品静止10分钟。

新型冠状病毒核酸检测流程图

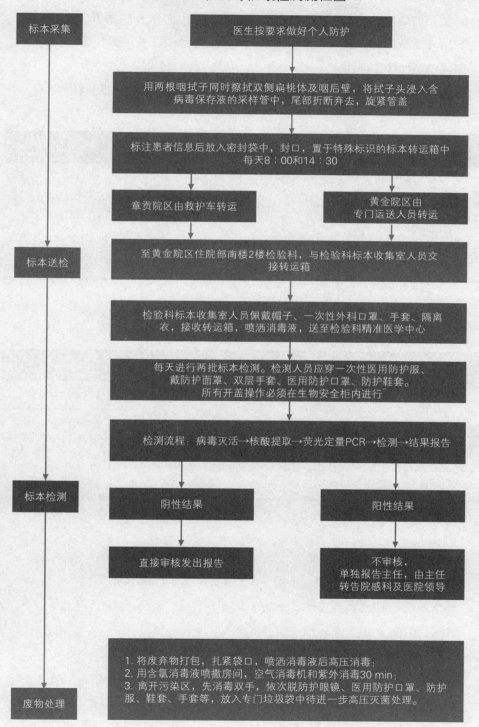

| 标本采集 | 医生按要求做好个人防护 |

用两根咽拭子同时擦拭双侧扁桃体及咽后壁，将拭子头浸入含病毒保存液的采样管中，尾部折断弃去，旋紧管盖

标注患者信息后放入密封袋中，封口，置于特殊标识的标本转运箱中每天8：00和14：30

章贡院区由救护车转运

黄金院区由专门运送人员转运

标本送检

至黄金院区住院部南楼2楼检验科，与检验科标本收集室人员交接转运箱

检验科标本收集室人员佩戴帽子、一次性外科口罩、手套、隔离衣，接收转运箱，喷洒消毒液，送至检验科精准医学中心

每天进行两批标本检测。检测人员应穿一次性医用防护服、戴防护面罩、双层手套、医用防护口罩、防护鞋套。所有开盖操作必须在生物安全柜内进行

检测流程：病毒灭活→核酸提取→荧光定量PCR→检测→结果报告

标本检测

阴性结果

阳性结果

直接审核发出报告

不审核，单独报告主任，由主任转告院感科及医院领导

废物处理

1. 将废弃物打包，扎紧袋口，喷洒消毒液后高压消毒；
2. 用含氯消毒液喷撒房间，空气消毒机和紫外消毒30 min；
3. 离开污染区，先消毒双手，依次脱防护眼镜、医用防护口罩、防护服、鞋套、手套等，放入专门垃圾袋中待进一步高压灭菌处理。

D.用自动核酸仪提取病毒核酸，注意盖紧防护罩，约40分钟。

E.用75%酒精或含氯消毒液擦拭生物安全柜台面，并照紫外30分钟。

F.用75%酒精擦拭自动核酸仪加样针及仪器台面，并照紫外30分钟。

③荧光定量PCR检测

A.将试剂在4℃避光融化，充分混匀后瞬离。按以下比例配制混合液，并加入8联管中。

组分	体积（μL）
qRT-PCR反应液	12
qRT-PCR酶混合液	4
引物探针	4
混合液体积	20

B.标本核酸、阴性对照、阳性对照各加入5μL，总体积25μL。

C.荧光定量PCR扩增检测（ABI7500）。

步骤	温度	时间	循环
逆转录	50℃	10 min	1 cycle
预变性	95℃	5min	1 cycle
变性	95℃	10 s	40 cycle
退火/延伸/检测	55℃	40 s	

注：ABI 7500不选ROX校正，淬灭基团选None。

D.结果判读（ORF1ab/N）。

阴性对照：Ct值＞38或未检出。

阳性对照：扩增曲线S型，且Ct值≤30。

阴性：Ct值＞38或未检出。

阳性：扩增曲线S型，且Ct值≤35。

可疑：扩增曲线S型，且35＜Ct值≤38，需复检。复检一致，为阳性。

4.报告发放

阴性结果直接审核发放，阳性结果不审核，电话通知科主任，并由科主任通知院感科主任及医院领导。

5.阳性样本由院感科报送江西省赣州市疾病预防控制中心。

6.清洁及医疗废物处理

（1）将废弃物打包，扎紧袋口，喷洒消毒液后出实验室至消洗间进行高压消毒。

（2）用含氯消毒液喷撒房间，空气消毒机和紫外消毒30分钟。

（3）离开污染区，先消毒双手，依次脱防护眼镜、医用防护口罩、防护服、鞋套、手套等，放入专门垃圾袋中。防护服用含含氯消毒液均匀喷雾后按要求脱下，放入高压袋中待进一步高压灭菌处理。离开潜在污染区，先洗手与手消毒，脱去工作服，洗手和手消毒。

（六）CT室工作岗位及流程

1.人员准备

人员类别	职责与工作流程	防护要求	备注（排班、物品要求等）
技师	①接诊发热患者，请患者戴好外科口罩进入CT检查室、摆体位；②完成发热患者的CT扫描；③通知诊断医师写急诊报告；④每完成一次检查，对机房、机器进行消毒。	二级防护	发热门诊专用CT机，每天排班4人
医师	按急诊（30分钟内）完成发热门诊CT报告	一级防护	每天排班10人

续表

人员类别	职责与工作流程	防护要求	备注（排班、物品要求等）
护士	增强患者的静脉注射	二级防护	每天排班4人
后勤人员	预约、导引相关患者	一级防护	每天4人次

2.物品准备（每天8：00—8：30）

物品地点	物品名称、数量及要求	备注
黄金院区	隔离衣8件/天、眼罩6个（消毒后可重复使用），N95口罩10个/天，普通医用口罩30个/天	4件隔离衣、眼罩为普通机房配备，以防万一，春节后需求量会增加
章贡院区	隔离衣8件/天、眼罩6个（消毒后可重复使用），N95口罩10个/天，普通医用口罩30个/天	4件隔离衣、眼罩为普通机房配备，以防万一，春节后需求量会增加

3.CT室工作指引流程图

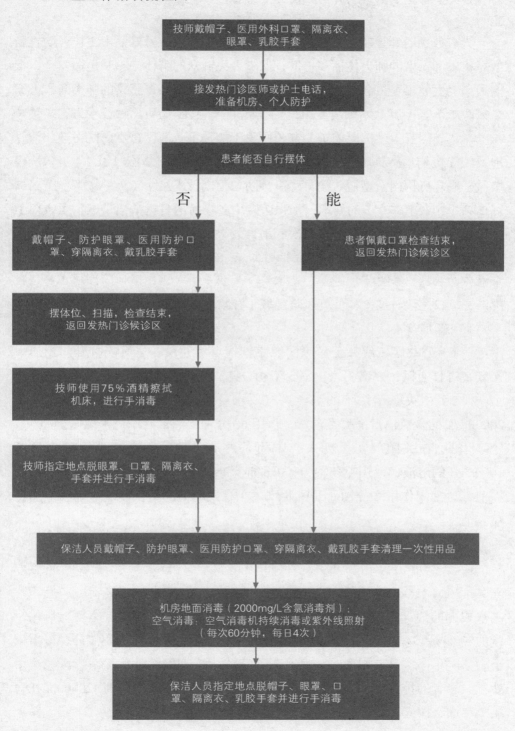

技师戴帽子、医用外科口罩、隔离衣、眼罩、乳胶手套

↓

接发热门诊医师或护士电话，准备机房、个人防护

↓

患者能否自行摆体

否 / **能**

否 → 戴帽子、防护眼罩、医用防护口罩、穿隔离衣、戴乳胶手套

能 → 患者佩戴口罩检查结束，返回发热门诊候诊区

摆体位、扫描，检查结束，返回发热门诊候诊区

↓

技师使用75％酒精擦拭机床，进行手消毒

↓

技师指定地点脱眼罩、口罩、隔离衣、手套并进行手消毒

↓

保洁人员戴帽子、防护眼罩、医用防护口罩、穿隔离衣、戴乳胶手套清理一次性用品

↓

机房地面消毒（2000mg/L含氯消毒剂）；空气消毒：空气消毒机持续消毒或紫外线照射（每次60分钟，每日4次）

↓

保洁人员指定地点脱帽子、眼罩、口罩、隔离衣、乳胶手套并进行手消毒

（七）医院场所消杀要求及流程

为有效预防和控制新型冠状病毒感染的肺炎疫情，做好消毒工作，防止新型冠状病毒感染的肺炎传播和扩散，保障人民群众的身体健康和生命安全，根据国家卫生健康委员会办公厅关于印发的《新型冠状病毒感染的肺炎防控方案（第四版）》（国卫办医函〔2020〕77号）中《特定场所消毒技术方案（第二版）》、《国家卫生健康委员会办公厅关于加强重点地区重点医院发热门诊管理及医疗机构内感染防控工作的通知》（国卫办医函〔2020〕102号），严格按照《医疗机构内新型冠状病毒感染预防与控制技术指南（第一版）》（国卫办医函〔2020〕65号）的要求，加强医院内各场所的日常清洁消毒，重点对卫生死角、频繁接触部位从消毒频次和消毒效果上进行强化，将所有场所分为高度风险区域（发热门诊、隔离留观病区、检验科、CT室、医疗废物暂存间、重症监护病区、手术室、产房、洗衣房、救护车等）、中度风险区域（普通住院病房、门急诊科室）、低度风险区域（行政办公室）。

1.空气消毒

（1）公共区域或办公室等区域应首选自然通风、尽可能打开门窗通风换气，每日通风2—3次，每次不少于30分钟。

（2）中央空调系统的消毒：按要求更换过滤器；出风口用含有效氯2000mg/L的含氯消毒剂喷雾消毒，作用60分钟，消毒后用清水擦拭干净。

（3）在关闭门窗、无人、密闭条件下，也可用含氯消毒剂含量为1000mg/L的溶液，使用喷药量为100ml/㎡～300ml/㎡电动喷雾器进行气溶胶喷雾消毒，密闭作用30分钟后开窗通风。在有人的情况下，使用手动喷壶进行喷雾消毒。

2.污染物（患者血液、分泌物、呕吐物和排泄物）的清洁消毒

对于少量污染物，可用一次性吸水材料（如纱布、抹布等）蘸取5000mg/L～10000mg/L的含氯消毒液小心移除。如有大量污染物，应使用含吸水成分的消毒粉或漂白粉完全覆盖，或用一次性吸水材料完全覆盖后用足量的5000mg/L～10000mg/L的含氯消毒液浇在吸水材料上，作用30分钟以上，小心清除干净。清除过程中避免接触污染物，清理的污染物按医疗废物集中处置。患者的排泄物、分泌物、呕吐物等应有专门容器收集，用20000mg/L含氯消毒剂，按粪、药比例1：2浸泡消毒2小时。

3.地面、墙壁

有肉眼可见污染物时，应先完全清除污染物再消毒。无肉眼可见污染物时，可用1000mg/L的含氯消毒剂溶液擦拭或喷洒消毒。地面消毒先由外向内喷洒一次，喷药量为100ml/㎡～300ml/㎡，待室内消毒完毕后，再由内向外重复喷洒一次，消毒作用时间不少于30分钟。

4.环境物体表面消毒

（1）诊疗设施、设备表面以及高频接触卫生表面，如床栏、床头柜、门把手、水龙头、洗手池、卫生间等部位用1000mg/L的含氯消毒剂溶液擦拭和喷洒消毒。不耐腐蚀的使用75%的乙醇擦拭消毒（两遍），每日至少2次。应遵循先去污再清洁消毒的原则。

（2）电梯按键及厢体用75%的乙醇消毒，每日4次。消毒顺序为先上后下，先左后右依次进行喷洒或擦拭，作用30分钟后再用清水擦拭，去除残留消毒剂；电梯地面用1000mg/L的含氯消毒剂溶液擦拭,每日4次。

5.医用织物的消毒

在收集时应避免产生气溶胶，疑似患者或确诊患者所用棉被、枕芯、被套等均按医疗废物集中焚烧处理。无肉眼可见污染物时，若需重复使用，可用流通蒸汽或煮沸消毒30分钟；或先用2000mg/L的含氯消毒液浸泡30分钟，然后按常规清洗；或采用水溶性包装袋盛装后直接投入洗衣机中，同时进行洗涤消毒30分钟，并保持500mg/L的有效氯含量；贵重衣物可选用环氧乙烷方法进行消毒处理。

6.手卫生

所有工作人员应加强手卫生措施，选用过氧化氢手消毒剂；有肉眼可见污染物时，应使用洗手液在流动水下洗手，然后消毒。

7.餐（饮）具的消毒方法

在清除食物残渣后，煮沸消毒30分钟；也可用500mg/L的含氯消毒剂溶液浸泡30分钟后，再用清水洗净。

8.交通运输和转运工具的消毒

救护车每次转运使用后，均应进行清洁与消毒。有可见污染物时，应先使用一次性吸水材料蘸取5000mg/L~10000mg/L的含氯消毒剂溶液，完全清除污染物，再用1000mg/L的含氯消毒剂溶液进行喷洒或擦拭消毒，关闭门窗作用30分钟后清水擦拭干净，去除残留消毒剂，再开窗通风30分钟。对空调滤

· 三级综合性医院感染管理
——新冠肺炎疫情下的应对策略

网应每周清洁消毒1次，可浸泡于有效氯含量为1000mg/L的含氯消毒剂溶液中30分钟后，再用清水冲净晾干后备用。

9.全院各区域消杀工作具体要求

（1）消杀具体时间安排

①每日2次（8：00—10：00、14：00—16：00）。

②每日3次（8：00、12：00、16：00）。

③每日4次（8：00、12：00、16：00、20：00）。

④如遇特殊情况需即时消毒的，应在15分钟内到位。

（2）全院消杀具体浓度、频次及消毒方式要求

黄金院区

区域	科室	含氯消毒剂	消毒频次	消毒方式
医院大门侧	预检分诊	1000mg/L	每日3次	喷洒+擦拭
门诊楼	门诊药房	1000mg/L	每日3次	喷洒+擦拭
	消化科	1000mg/L	每日3次	喷洒+擦拭
	血液科	1000mg/L	每日3次	喷洒+擦拭
	全科医学科	1000mg/L	每日3次	喷洒+擦拭
	呼吸内科	1000mg/L	每日3次	喷洒+擦拭
	神经内科	1000mg/L	每日3次	喷洒+擦拭
	多学科门诊	1000mg/L	每日3次	喷洒+擦拭
	便民门诊	1000mg/L	每日3次	喷洒+擦拭
	内分泌科	1000mg/L	每日3次	喷洒+擦拭
	肿瘤科	1000mg/L	每日3次	喷洒+擦拭
	心内科	1000mg/L	每日3次	喷洒+擦拭
	风湿科	1000mg/L	每日3次	喷洒+擦拭
	肾内科	1000mg/L	每日3次	喷洒+擦拭
	泌尿外科门诊	1000mg/L	每日3次	喷洒+擦拭
	泌尿外科研究所	1000mg/L	每日3次	喷洒+擦拭
	妇科门诊	1000mg/L	每日3次	喷洒+擦拭
	产科门诊	1000mg/L	每日3次	喷洒+擦拭

续表

区域	科室	含氯消毒剂	消毒频次	消毒方式
门诊楼	骨科门诊	1000mg/L	每日3次	喷洒+擦拭
	正骨门诊	1000mg/L	每日3次	喷洒+擦拭
	眼科	1000mg/L	每日3次	喷洒+擦拭
	耳鼻喉头颈外科	1000mg/L	每日3次	喷洒+擦拭
	皮肤科	1000mg/L	每日3次	喷洒+擦拭
	烧伤科	1000mg/L	每日3次	喷洒+擦拭
	中医科	1000mg/L	每日3次	喷洒+擦拭
	PICC门诊	1000mg/L	每日3次	喷洒+擦拭
	胃肠外科	1000mg/L	每日3次	喷洒+擦拭
	肛肠外科	1000mg/L	每日3次	喷洒+擦拭
	肝胆胰外科	1000mg/L	每日3次	喷洒+擦拭
	心胸外科	1000mg/L	每日3次	喷洒+擦拭
	疼痛科	1000mg/L	每日3次	喷洒+擦拭
	甲状腺疝外科	1000mg/L	每日3次	喷洒+擦拭
	乳腺外科	1000mg/L	每日3次	喷洒+擦拭
	血管外科	1000mg/L	每日3次	喷洒+擦拭
	神经外科	1000mg/L	每日3次	喷洒+擦拭
	内窥镜室	1000mg/L	每日3次	喷洒+擦拭
	驾驶员体检处	1000mg/L	每日3次	喷洒+擦拭
	肌电图	1000mg/L	每日3次	喷洒+擦拭
	脑电图	1000mg/L	每日3次	喷洒+擦拭
	专家门诊	1000mg/L	每日3次	喷洒+擦拭
	移植门诊	1000mg/L	每日3次	喷洒+擦拭
	心理科	1000mg/L	每日3次	喷洒+擦拭
医技楼	核磁共振室	1000mg/L	每日3次	喷洒+擦拭
	靶机室	1000mg/L	每日3次	喷洒+擦拭
	放射科	1000mg/L	每日3次	喷洒+擦拭
	CT室	1000mg/L	每日3次	喷洒+擦拭
	病理科	1000mg/L	每日3次	喷洒+擦拭

续表

区域	科室	含氯消毒剂	消毒频次	消毒方式
医技楼	输血科	1000mg/L	每日3次	喷洒+擦拭
	检验科	1000mg/L	每日4次	喷洒+擦拭
	采血室	1000mg/L	每日3次	喷洒+擦拭
	胃镜室	1000mg/L	每日3次	喷洒+擦拭
	供应室	1000mg/L	每日4次	喷洒+擦拭
	心电图	1000mg/L	每日3次	喷洒+擦拭
	经颅多普勒	1000mg/L	每日3次	喷洒+擦拭
	肺功能室	1000mg/L	每日3次	喷洒+擦拭
	超声科	1000mg/L	每日3次	喷洒+擦拭
	手术室	1000mg/L	每日4次	喷洒+擦拭
	静脉配置中心	1000mg/L	每日2次	喷洒+擦拭
急诊楼	急诊科	1000mg/L	每日3次	喷洒+擦拭
	急诊科办公区	1000mg/L	每日2次	喷洒+擦拭
	急诊综合病区（隔离病房）	1000mg/L	每日4次	喷洒+擦拭
	血透室	1000mg/L	每日3次	喷洒+擦拭
行政楼	接待室	1000mg/L	每日3次	喷洒+擦拭
	发热门诊	1000mg/L	每日4次	喷洒+擦拭
	肠道门诊	1000mg/L	每日4次	喷洒+擦拭
	儿科门诊	1000mg/L	每日3次	喷洒+擦拭
	门诊手术室	1000mg/L	每日3次	喷洒+擦拭
	口腔科	1000mg/L	每日3次	喷洒+擦拭
	信息科	1000mg/L	每日2次	喷洒+擦拭
	行政办公区	500mg/L	每日2次	喷洒+擦拭
	1-5号会议室	500mg/L	每日2次	喷洒+擦拭
南楼	出入院登记住院服务中心	1000mg/L	每日3次	喷洒+擦拭
	住院收费处	1000mg/L	每日3次	喷洒+擦拭
	医药大数据中心	1000mg/L	每日2次	喷洒+擦拭
	价格管理科	1000mg/L	每日3次	喷洒+擦拭

续表

区域	科室	含氯消毒剂	消毒频次	消毒方式
南楼	胃肠镜室	1000mg/L	每日3次	喷洒+擦拭
南楼	手术室生活区	1000mg/L	每日2次	喷洒+擦拭
	仓库	1000mg/L	每日2次	喷洒+擦拭
	产科一区	1000mg/L	每日3次	喷洒+擦拭
	产科二区	1000mg/L	每日3次	喷洒+擦拭
	妇科一区	1000mg/L	每日3次	喷洒+擦拭
	妇科二区	1000mg/L	每日3次	喷洒+擦拭
	泌尿外一区	1000mg/L	每日3次	喷洒+擦拭
	泌尿外二区	1000mg/L	每日3次	喷洒+擦拭
	泌尿外三区	1000mg/L	每日3次	喷洒+擦拭
	肾内科	1000mg/L	每日3次	喷洒+擦拭
	血管乳腺科	1000mg/L	每日3次	喷洒+擦拭
	预留	1000mg/L	每日3次	喷洒+擦拭
	肝胆外科	1000mg/L	每日3次	喷洒+擦拭
	甲状腺疝外科	1000mg/L	每日3次	喷洒+擦拭
	胃肠外科一区	1000mg/L	每日3次	喷洒+擦拭
	胃肠外科二区	1000mg/L	每日3次	喷洒+擦拭
	消化一区	1000mg/L	每日3次	喷洒+擦拭
	消化二区	1000mg/L	每日3次	喷洒+擦拭
	胸外科	1000mg/L	每日3次	喷洒+擦拭
	呼吸内科	1000mg/L	每日3次	喷洒+擦拭
	烧伤科	1000mg/L	每日4次	喷洒+擦拭
	内分泌科	1000mg/L	每日3次	喷洒+擦拭
北楼	消防控制室	500mg/L	每日2次	喷洒+擦拭
	康复科治疗中心	1000mg/L	每日3次	喷洒+擦拭
	介入室	1000mg/L	每日4次	喷洒+擦拭
	ICU重症医学科	1000mg/L	每日4次	喷洒+擦拭
	住院部药房	1000mg/L	每日3次	喷洒+擦拭
	NICU、PICU	1000mg/L	每日4次	喷洒+擦拭
	小儿内科	1000mg/L	每日3次	喷洒+擦拭

·三级综合性医院感染管理
——新冠肺炎疫情下的应对策略

区域	科室	含氯消毒剂	消毒频次	消毒方式
北楼	小儿外科	1000mg/L	每日3次	喷洒+擦拭
	神经外科一区	1000mg/L	每日3次	喷洒+擦拭
	神经外科二区	1000mg/L	每日3次	喷洒+擦拭
	神经内科一区	1000mg/L	每日3次	喷洒+擦拭
	神经内科二区	1000mg/L	每日3次	喷洒+擦拭
	康复科	1000mg/L	每日3次	喷洒+擦拭
	骨科一区	1000mg/L	每日3次	喷洒+擦拭
	骨科二区	1000mg/L	每日3次	喷洒+擦拭
	骨科三区	1000mg/L	每日3次	喷洒+擦拭
	骨科四区	1000mg/L	每日3次	喷洒+擦拭
	心内一区	1000mg/L	每日3次	喷洒+擦拭
	心内二区	1000mg/L	每日3次	喷洒+擦拭
	肿瘤内科一区	1000mg/L	每日3次	喷洒+擦拭
	肿瘤内科二区	1000mg/L	每日3次	喷洒+擦拭
	肿瘤内科三区	1000mg/L	每日3次	喷洒+擦拭
	肿瘤内科四区	1000mg/L	每日3次	喷洒+擦拭
后勤楼	运营维保中心	500mg/L	每日2次	喷洒+擦拭
	医护人员休息区	1000mg/L	每日3次	喷洒+擦拭
	博士公寓	500mg/L	每日2次	喷洒+擦拭
	病案室	1000mg/L	每日2次	喷洒+擦拭
	保卫科	500mg/L	每日2次	喷洒+擦拭
	人才交流住房	500mg/L	每日2次	喷洒+擦拭
	物业办公室	500mg/L	每日2次	喷洒+擦拭
负一层	中心药库	500mg/L	每日2次	喷洒+擦拭
	内勤办公室	500mg/L	每日2次	喷洒+擦拭
	医疗垃圾暂存点	1000mg/L	每日4次	喷洒+擦拭
负二层	生活垃圾暂存点	1000mg/L	每日3次	喷洒+擦拭
体检楼	洗衣房	1000mg/L	每日4次	喷洒+擦拭
	发热CT室	1000mg/L	每日4次	喷洒+擦拭

章贡院区

区域	科室	含氯消毒剂	消毒频次	消毒方式
医院大门侧	预检分诊	1000mg/L	每日3次	喷洒+擦拭
急诊楼	急诊1楼、2楼、3楼、4楼	1000mg/L	每日3次	喷洒+擦拭
急诊楼	急诊3楼呼吸科门诊	1000mg/L	每日3次	喷洒+擦拭
急诊楼	各科室	1000mg/L	每日3次	喷洒+擦拭
门诊楼	1楼-9楼门诊科室	1000mg/L	每日3次	喷洒+擦拭
门诊楼	10楼-11楼行政科室	500mg/L	每日2次	喷洒+擦拭
门诊楼	2楼1号CT室（发热）	1000mg/L	每日4次	喷洒+擦拭
门诊楼	4楼儿科门诊	1000mg/L	每日3次	喷洒+擦拭
住院1号楼	2楼发热门诊	1000mg/L	每日4次	喷洒+擦拭
住院1号楼	3楼隔离病房	1000mg/L	每日4次	喷洒+擦拭
住院1号楼	13楼ICU	1000mg/L	每日4次	喷洒+擦拭
住院1号楼	13楼输血科	1000mg/L	每日3次	喷洒+擦拭
住院1号楼	12楼皮肤整形	1000mg/L	每日3次	喷洒+擦拭
住院1号楼	10楼手术室	1000mg/L	每日4次	喷洒+擦拭
住院1号楼	9楼手术室	1000mg/L	每日4次	喷洒+擦拭
住院1号楼	8楼骨科	1000mg/L	每日3次	喷洒+擦拭
住院1号楼	5楼病案室	1000mg/L	每日2次	喷洒+擦拭
住院1号楼	4楼神经外科	1000mg/L	每日3次	喷洒+擦拭
住院1号楼	3楼总务仓库	500mg/L	每日2次	喷洒+擦拭
住院1号楼	2楼中心试验室	1000mg/L	每日3次	喷洒+擦拭
住院1号楼	1楼磁共振、器械仓库	1000mg/L	每日2次	喷洒+擦拭
放疗楼	1楼放疗中心	1000mg/L	每日3次	喷洒+擦拭
放疗楼	2楼磷32、同位素诊室、ECT	1000mg/L	每日3次	喷洒+擦拭
放疗楼	3楼疼痛介入、放射介入	1000mg/L	每日4次	喷洒+擦拭

续表

区域	科室	含氯消毒剂	消毒频次	消毒方式
放疗楼	科研中心	1000mg/L	每日2次	喷洒+擦拭
放疗楼	4楼-5楼供应室	1000mg/L	每日2次	喷洒+擦拭
高压氧	高压氧	1000mg/L	每日3次	喷洒+擦拭
住院2号楼	18楼心脏重症监护室	1000mg/L	每日4次	喷洒+擦拭
住院2号楼	18楼心脏手术室、介入室	1000mg/L	每日4次	喷洒+擦拭
住院2号楼	17楼心内科	1000mg/L	每日3次	喷洒+擦拭
住院2号楼	16楼心胸二区	1000mg/L	每日3次	喷洒+擦拭
住院2号楼	16楼普外科	1000mg/L	每日3次	喷洒+擦拭
住院2号楼	15楼疼痛科	1000mg/L	每日3次	喷洒+擦拭
住院2号楼	15楼全科医学科	1000mg/L	每日3次	喷洒+擦拭
住院2号楼	14楼风湿免疫科	1000mg/L	每日3次	喷洒+擦拭
住院2号楼	14楼肿瘤科一区	1000mg/L	每日3次	喷洒+擦拭
住院2号楼	13楼肿瘤科二区	1000mg/L	每日3次	喷洒+擦拭
住院2号楼	12楼康复医学科治疗区	1000mg/L	每日3次	喷洒+擦拭
住院2号楼	12楼康复医学科中医科	1000mg/L	每日3次	喷洒+擦拭
住院2号楼	11楼消化科一区	1000mg/L	每日3次	喷洒+擦拭
住院2号楼	10楼呼吸科一区	1000mg/L	每日3次	喷洒+擦拭
住院2号楼	9楼血透室	1000mg/L	每日4次	喷洒+擦拭
住院2号楼	9楼肾内科	1000mg/L	每日3次	喷洒+擦拭
住院2号楼	8楼血液科、血液实验室	1000mg/L	每日3次	喷洒+擦拭
住院2号楼	7楼神经内科一区、医护公寓	1000mg/L	每日3次	喷洒+擦拭
住院2号楼	6楼眼科	1000mg/L	每日3次	喷洒+擦拭
住院2号楼	6楼耳鼻咽喉头颈外科	1000mg/L	每日3次	喷洒+擦拭
住院2号楼	5楼儿科	1000mg/L	每日3次	喷洒+擦拭

区域	科室	含氯消毒剂	消毒频次	消毒方式
住院2号楼	5楼 I期药物临床研究中心	1000mg/L	每日2次	喷洒+擦拭
住院2号楼	4楼妇科/3楼医护公寓	1000mg/L	每日3次	喷洒+擦拭
住院2号楼	2楼药库、药房、办公室	1000mg/L	每日3次	喷洒+擦拭
住院2号楼	1楼收费处、保卫科	1000mg/L	每日3次	喷洒+擦拭
公共区域	医疗废物暂存点	1000mg/L	每日4次	喷洒+擦拭
公共区域	生活垃圾暂存点	1000mg/L	每日2次	喷洒+擦拭

10.医疗废物的处置

新型冠状病毒肺炎患者产生的生活垃圾按感染性医疗废物物处置，用双层黄色医疗废物胶袋封装医疗废物，包装袋外贴"新冠"标识。由专人、专车收集转运至单独医疗废物暂存点，不得与一般医疗废物和生活垃圾混放、混装。

11.终末消毒

疑似或确诊患者转出诊室、转科、出院、转院或者离世后，患者房间的环境和物品应进行终末消毒。每次终末消毒，需要在科室终末消毒登记本上登记。在无人状态下，进行室内空气消毒。可选以下方法之一：采用2000mg/L的含氯消毒液进行气溶胶喷雾消毒。消毒前，关好门窗，喷雾时按先上后下、先左后右、对表面及空间均匀喷雾，作用60分钟。喷雾消毒必须覆盖隔离病房所有区域，包括清洁区、潜在污染区、污物通道、病房的天花板、墙壁等，喷雾前应将室内易腐蚀的仪器设备（如监护仪、显示器）等物品盖好，消毒结束后对易腐蚀物品用75%乙醇擦拭，作用30分钟消毒。患者病房环境与物体表面的终末消毒，空气消毒结束后，对椅子、诊台、诊床、听诊器、门把手等物体表面及地面再次用2000mg/L的含氯消毒液擦拭消毒。对患者低价值的物品，可经患者同意后，作为医疗废物处理；对高价值的物品和患者不同意作为医疗废物处理的物品，使用臭氧紫外线消毒柜进行消毒处理。新新型冠状病毒肺炎阳性患者使用过的被褥、枕头、布类隔离衣等，按医疗废物集中焚烧处理。

12.遗体处理

患者死亡后，要尽量减少遗体移动和搬运，应由经培训的工作人员在严密防护下及时进行处理。用3000mg/L～5000mg/L的含氯消毒剂棉球或纱布堵塞逝者口、鼻、耳、肛门、气管切开处等所有开放通道或创口；用浸有消毒液的双层布单包裹遗体，装入双层遗体袋中，由民政部门派专用车辆直接送至指定地点尽快火化。

（八）发热患者空中转运流程

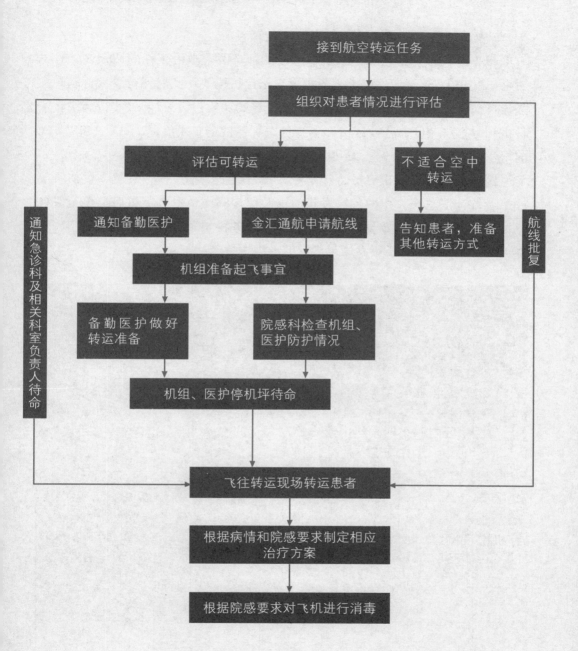

接到航空转运任务

组织对患者情况进行评估

评估可转运

不适合空中转运

通知备勤医护

金汇通航申请航线

告知患者，准备其他转运方式

航线批复

通知急诊科及相关科室负责人待命

机组准备起飞事宜

备勤医护做好转运准备

院感科检查机组、医护防护情况

机组、医护停机坪待命

飞往转运现场转运患者

根据病情和院感要求制定相应治疗方案

根据院感要求对飞机进行消毒

（九）各项数据上报流程

1.发热、疑似及确诊患者统计汇总表

根据《关于加强新型冠状病毒感染的肺炎医疗救治工作的通知》（赣卫明电〔2020〕6号）文件要求，各级卫生医疗机构要切实履行首诊负责制，加强流行病学史询问，做好就诊信息记录，自2020年1月18日起，实行病历救治日报和零报告制度，各社区市和省直各医院要指定专人负责，每日上午7∶30前报送前一天（0—24时）发热、疑似及确诊患者统计汇总表。

医院设定数据填报专员，指定专人负责数据上报工作，发热、疑似及确诊患者统计汇总表，由两院区发热门诊及留观病区负责人审核后汇总至医务科填报专员处，填报专员将信息汇总后交医务科长和分管领导审核签字，院办盖章后将PDF和电子版发送至指定的上级主管部门邮箱。

发热、疑似及确诊患者统计汇总表						
汇总人姓名： 核对人姓名： 核对人联系方式（手机）：						
数据统计时间：2020年 月 日0时至2020年 月 日24时						
设区市/省直医疗机构	辖区内24小时发热门诊工作情况			前一日0时到24时新增医务人员发热人次数	筛查从武汉等地返乡人员人次数	其中来自武汉或接触武汉发热人员发热人次数	其中来自武汉或接触武汉发热患者中做了新型冠状病毒拭子检测人数
	前一日0时到24时发热门诊就诊人次数	截止前一日24时发热门诊现有留观人次数	截止前一日24时发热门诊新增留观人次数				

发热门诊重点人群信息登记表						
填报单位（盖章）： 填报日期： 填报人： 联系电话：						
序号	姓名	手机电话	身份证号	现住址	是否有湖北省或其他病例接触史	是否采样核酸检测

说明：重点人群指来自湖北省或与湖北省人员有接触史或与确诊病例有接触史等流行病学史患者和医院怀疑感染新型冠状病毒，留院观察并采样进行核酸检测的患者。

2. 医保科指定专人负责江西省新型冠状病毒感染肺炎医疗保障联防联控工作表，由医务科负责提供相关数据。

江西省新型冠状病毒感染肺炎医疗保障联防联控工作报表											
单位（盖章）：											
序号	治疗患者例数	参保地	就医地	救治定点医疗机构	确诊病例	疑似病例	就医人次	医疗费用（元）	支付金额		
									基本医保	大病保险	财政补助

（十）宣传工作要求及流程

为促进对外宣传报道工作的开展，保障宣传工作的健康发展和新闻宣传的客观性、准确性，制定医疗信息、新闻稿件的发布规定。

1.医院宣传科负责全院对内对外新闻宣传工作。

2.宣传科负责全院性新闻稿件的撰写；科室、部门新闻报道，由科室撰写，经科室负责人、分管领导审核后，通过钉钉提交至宣传科，宣传科进行审稿后，提交分管宣传工作领导审核后发布。

3.严把稿件审核关。作者是新闻稿件的第一责任人，要对新闻稿件的真实性和准确性负责。审核的科室负责人和分管领导要全面把关，严格审核稿件内容和字句。内容不真实的稿件一律不发。

4.要注意新闻的及时性，原则上，事发部门要于当日或次日上午下班前将新闻稿件提交至宣传科。

5.医院所有对外宣传的新闻稿件，须经宣传科审核。对违反程序、擅自报道，造成不良影响的工作人员和部门按医院有关规定进行追责。

6.利用医院微信公众号等各种平台推送新型冠状病毒肺炎相关科普知识。

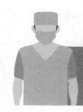

七、新型冠状病毒肺炎疫情感染防控期间普通住院病区管理

（一）严格执行疫情防控的各项规章制度

1.严格执行住院患者探视制度和门禁管理制度，各住院楼门禁设置成临时紧急关闭状态，出入实行审核同意，医院食堂为职工、患者及家属定点定位送餐。

2.医师、护士上岗时执行一级防护，配备充足的防护用品和消毒物品。

3.医务人员严格执行标准预防，做好个人防护，佩戴口罩、帽子、工作服，掌握防护用品选择的指征及使用方法，并能正确熟练地穿脱防护用品。

4.严格落实医疗机构感染预防与控制的各项规章制度，严格执行《医院隔离技术规范》（WS/T311-2009）、《医疗机构内新型冠状病毒感染预防与控制技术指南（第一版）》（国卫办医函〔2020〕65号）等。

5.每个病区应设置单间隔离病室，用于新入院患者或特殊患者的临时保护性隔离。

6.医务人员诊疗时，每接触一个患者前后均应使用速干手消毒剂消毒双手或洗手，当手部有明显血渍、污渍污染时，应严格洗手，下班时做好个人卫生。

7.日常诊疗活动中，提高对新型冠状病毒肺炎病例的诊断和报告意识，注意询问发病前14天内有武汉地区或其他有本地病例持续传播旅行史或居住史，可疑的暴露史发病前14天内接触过来自武汉地区或其他有本地病例持续传播地区的发热或有呼吸道症状的患者。加强对住院患者的病情观察，及时发现体温、脉搏、呼吸、血压等生命体征变化。病区内有特殊不明原因发热患者，立即将他们转入普通病区单间隔离病室，启动相关应急预案和工作流程，医务人员按防护要求，穿好防护用品，实施有效隔离、救治和转诊。

（二）加强住院患者的管理

1.开展住院患者及陪护人员的管理及新冠肺炎筛查，填写《新入院患者新型冠状病毒肺炎疫情排查登记表》（见附件5），加强新型冠状病毒肺炎防护知识的宣教，陪护人员签订《病友陪护承诺书》（见附件6）。

2.指导患者及陪护人员正确配戴口罩。

3.指导患者及陪护人员正确洗手及手卫生、呼吸道咳嗽礼仪。

4.住院患者限制探视、陪护人员，原则上一例患者一陪护，每天测试体温2次以上并记录，一旦发现发热患者，做到识别发热原因，无法识别者引导至发热门诊。

（三）加强医院感染监测

加强医院感染监测，做到早发现、早报告、早隔离，最大限度降低感染暴发的风险，增强敏感性。一旦发生疑似暴发或暴发后，必须按照规定及时报告，并依据相关标准和流程，启动应急预案，配合疾控部门做好流调工作。

（四）疑似患者转出后终末消毒

1.空气消毒

（1）循环风空气消毒机消毒1小时。

（2）室内用0.3%的过氧乙酸溶液进行喷洒，关闭门窗作用1小时，消毒完毕充分通风。

（3）紫外线照射消毒1小时。

2.物表、地面、墙壁

（1）清洁后，使用1000mg/L的含氯消毒剂擦拭物体表面和拖地，作用30分钟后再用清水拖/擦。遇污染时，先去除污染再使用5000mg/L的含氯消毒剂消毒。

（2）患者使用后医疗器械、器具及物品的消毒

①重复使用的医疗用品，做到专人专用或一用一消毒。体温计（腋表）使用后，用1000mg/L含氯消毒剂浸泡30分钟后，清洗晾干备用；听诊器、血压计使用后用1000mg/L含氯消毒剂彻底擦拭消毒，血压计袖带遇污染应用5000mg/L含氯消毒剂清洗消毒，晾干备用；推车、担架、治疗车等物品使用后清洁消毒，用1000mg/L含氯消毒剂擦拭，作用30分钟后用清水擦净备用。

②患者用后重复使用的医用织物床单、被套等，用1000mg/L含氯消毒剂置于密闭容器内浸泡30分钟，分类标识，与专人交接，密闭运送。被血液、体液、分泌物、排泄物等污染后及时更换。用后的上述物品用2000 mg /L的含氯消毒剂浸泡30分钟。

③呼吸治疗装置，尽可能使用一次性物品。诊疗设施、设备表面以及高频接触物体表面，如床栏、床旁桌、呼叫按钮、监护仪、微泵、门把手等物体表面用1000 mg /L的含氯消毒剂擦拭消毒，作用30 分钟后用清水擦净备用。

④患者使用后的可复用高度、中度危险物品，用后应当立即用2000mg/L的含氯消毒剂浸泡消毒30分钟，密闭包装，做好标识，单独交接，交由消毒供应中心集中处置。

⑤防护眼罩、防护面罩、胶鞋：使用后采用2000 mg /L的含氯消毒剂浸泡30 分钟后，清洗晾干备用。

（3）患者使用后的痰盂：浸泡于5000mg/L含氯消毒剂中，作用30分钟后，清水冲洗，晾干备用。患者的呕吐物、排泄物专门容器收集，用20000mg/L含氯消毒剂，按粪、药比例1：2浸泡2h方可排入下水道。

（4）患者住院期间使用的个人物品经消毒后，方可随患者或家属带离。

（五）诊疗护理观察患者的医务人员的健康管理

1.对新型冠状病毒肺炎确诊病例的密切接触者实行隔离医学观察，每日至少进行2次体温测定，并询问是否出现急性呼吸道症状或其他相关症状及病

情进展。密切接触者医学观察期为与病例末次接触后14天。

2.对观察病例的密切接触者，要及时进行登记并开展健康管理，一旦出现发热、咳嗽、腹泻等症状，不再继续工作，立即报告科主任、护士长、医务科、院感科。

3.密切接触者定义：诊疗、护理新型冠状病毒肺炎观察病例或确诊病例时未采取有效防护措施的医护人员、家属或其他与病例有类似近距离接触的人员。

（六）医疗废物管理

疑似患者病室及医疗过程中产生的所有废物（包括生活垃圾）均应按医疗废物进行处置，置于双层黄色医疗废物袋中，采用鹅颈结式封口，分层封扎，严防渗漏。在离开污染区前应当对废物袋表面加套一层医疗废物包装袋。

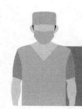

八、新型冠状病毒感染防控期间工作人员防护指南

为了增进医院工作人员及有关人员对新型冠状病毒肺炎的认识和理解，编写防护指南。降低传播风险，指导全院医务人员、普通居家人员、出行人员、居家隔离人员、特定行业人员等新型冠状病毒感染不同风险人群防护工作的个人预防，其中特定行业人员包括重点区域（发热门诊、隔离留观室、检验科、重症医学、CT室等）工作人员、医学观察场所工作人员、疑似和确诊病例转运人员、流行病学调查人员、标本采集人员、生物安全实验室工作人员、环境清洁消毒人员、遗体处理人员等。

（一）工作区域防护知识

1.上班途中如何做

正确佩戴一次性医用口罩。尽量不乘坐公共交通工具，建议步行、骑行或乘坐私家车、单位班车上班。如必须乘坐公共交通工具时，务必全程佩戴口罩。途中尽量避免用手触摸车上物品，保持公共交通工具良好通风状态。

2.入楼工作如何做

进入办公楼前，自觉接受预检分诊处体温检测，体温正常可入楼工作，并到卫生间洗手。若体温超过37.3℃，请勿入楼工作，并回家观察休息，必要时到医院就诊。

3.入室办公如何做

保持办公区环境清洁，建议每日通风2次，每次20~30分钟，通风时注意保暖。人与人之间保持1米以上距离，多人办公时应佩戴口罩。保持勤洗手、多饮水，坚持在进食前、如厕后按照六步法严格洗手。接待外来人员，双方佩戴口罩。

4.参加会议如何做

建议佩戴口罩，进入会议室前洗手消毒。开会人员间隔1米以上。减少集中开会次数，控制会议时间，会议时间过长时，开窗通风1次。会议结束后，对场地、家具须进行消毒。茶具用品，建议开水浸泡消毒。

5.食堂进餐如何做

采用分餐进食，避免人员密集。餐厅每日消毒1次，餐桌椅使用后进行消毒。餐具用品须高温消毒。操作间保持清洁干燥，严禁生食和熟食用品混用，避免肉类生食。建议营养配餐，清淡适口。

6.下班路上如何做

洗手后，佩戴一次性医用口罩外出。回到家中，摘掉口罩后首先洗手消毒。对手机和钥匙使用消毒湿巾或75%酒精擦拭。居室保持通风和卫生清洁，避免多人聚会。

7.公务人员如何做

须佩戴口罩出行，避开密集人群。与人接触保持1米以上距离，避免在公共场所长时间停留。

8.工间运动如何做

建议适当、适度活动，保持身体状况良好。不好过度、过量运动，避免造成身体免疫能力下降。

9.公共区域如何做

每日须对门厅、楼道、会议室、电梯、楼梯、卫生间等公共部位进行消毒，尽量使用喷雾消毒。每个区域使用的保洁用具要分开，避免混用。保持公共场所内空气流通，保证空调系统或排气扇运转正常，定期清洗空调滤网，加强开窗通风换气。洗手间要配备足够的洗手液，保证水龙头等供水设施正常工作。保持环境卫生及时清理垃圾。

10.公务出行如何做

专车内部及门把手，建议每日用75%酒精擦拭1次。乘坐班车须佩戴口罩，建议班车在使用后用75%酒精对车内及门把手擦拭消毒。如果可以，应避免乘坐公共交通工具前往目的地，路上开窗通风。

11.后勤人员如何做

服务人员、安保人员、清洁人员工作时须佩戴口罩，并与人保持安全距离。食堂采购人员或供货人员须佩戴口罩和一次性橡胶手套，避免直接手触肉禽类生鲜材料，摘手套后，及时洗手消毒。保洁人员工作时须佩戴一次性橡胶手套，工作结束后洗手消毒。安保人员须佩戴口罩工作，并认真询问和登记外来人员状况，发现异常情况要及时报告。

12.公务来访如何做

须佩戴口罩。进入办公楼前首先进行体温检测，并介绍是否去过武汉，是否与武汉来的人员有接触史和发热、咳嗽、呼吸不畅等症状。无上述情况，且体温正常条件下，方可入楼公干。

13.传阅文件如何做

传递纸质文件前后均需洗手，传阅文件时佩戴口罩。

14.电话消毒如何做

建议每日用75%酒精擦拭座机电话两次，如果使用频繁可增加至四次。

15.空调消毒如何做

（1）中央空调系统风机盘管正常使用时，定期对送风口、回风口进行消毒。

（2）中央空调新风系统正常使用时，若出现疫情，不要停止风机运行，应在人员撤离后对排风支管封闭。运行一段时间后，关掉新风排风系统，同时进行消毒。最好以"气溶胶"形式进行消毒，而不是液态，减小对风管的腐蚀。

（3）带回风的全空气系统，应把回风完全封闭，保证系统全新风运行。

（4）消毒处理的集中调风系统，经卫生学评估合格后方可重新使用。

（二）个人防护知识

1.洗手篇

（1）如何保护自己远离新型冠状病毒的肺炎传染？

①勤洗手。使用肥皂或洗手液并用流动水洗手，用一次性纸巾或干净毛巾擦手。双手接触呼吸道分泌物后（如打喷嚏后）应立即洗手。

②保持良好的呼吸道卫生习惯。咳嗽或打喷嚏时，用纸巾、毛巾等遮住口鼻，咳嗽或打喷嚏后洗手，避免用手触摸眼睛、鼻或口。

③增强体质和免疫力。均衡饮食、适量运动、作息规律，避免产生过度疲劳。

④保持环境清洁和通风。每天开窗通风数次不少于3次，每次20～30分钟。户外空气质量较差时，通风换气频次和时间应适当减少。

⑤尽量减少到人群密集场所活动，避免接触呼吸道感染患者。

⑥如出现呼吸道感染症状如咳嗽、流涕、发热等，应居家隔离休息，持续发热不退或症状加重时及早就医。

（2）洗手在预防呼吸道传播疾病中的作用？

正确洗手是预防腹泻和呼吸道感染的最有效措施之一。国家疾病预防与控制中心、WHO及美国CDC等权威机构均推荐用肥皂和清水（流水）充分洗手。

（3）正确洗手需掌握六步洗手法

第一步：取适量肥皂（皂液）均匀涂抹至整个手掌、手背、手指和指缝，首先掌心相对，手指并拢，相互揉搓。

第二步：手心对手背沿指缝相互揉搓，交换进行。

第三步：掌心相对，双手交叉指缝相互揉搓。

第四步：弯曲手指使关节在另一掌心旋转揉搓，交换进行。

第五步：右手握住左手大拇指旋转揉搓，交换进行。

第六步：将五个指尖并拢放在另一掌心旋转揉搓，交换进行。

（4）哪些时候需要洗手？

①"三前"：接触患者前；清洁或无菌操作前；处理药物或配餐前。

②"四后"：接触患者后；接触患者环境后；接触血液、体液、分泌物后；脱除个人防护用品后。

（5）旅途在外没有清水，不方便洗手，怎么办？

可以使用含酒精消毒产品清洁双手。新型冠状病毒不耐酸不耐碱，且对有机溶剂和消毒剂敏感，用75%酒精可灭活病毒。所以，达到一定浓度的含酒精消毒产品可以作为肥皂和流水洗手的替代方案。

2.口罩篇

口罩是预防呼吸道传染病的重要防线，可以降低新型冠状病毒感染风险。佩戴口罩不仅可以防止患者喷射飞沫，降低飞沫量和喷射速度，还可以阻挡含病毒的飞沫核，防止佩戴者吸入。

（1）基本原则是科学合理佩戴，规范使用，有效防护。

①进入人员密集或密闭公共场所需要佩戴口罩。

②在疫情高发地区的空旷且通风场所建议佩戴一次性使用医用口罩，进入人员密集或密闭公共场所佩戴医用外科口罩或颗粒物防护口罩（N95）。

③有疑似症状到医院就诊时，需佩戴不含呼吸阀的颗粒物防护口罩或医用防护口罩。

④有呼吸道基础疾病患者需在医生指导下使用防护口罩。年龄极小的婴儿不建议佩戴口罩，易引起窒息。

⑤棉纱口罩、海绵口罩和活性炭口罩对预防病毒感染无保护作用。

（2）推荐的口罩类型及使用对象

①一次性使用医用口罩：推荐公众在非人员密集的公共场所使用。

②医用外科口罩：防护效果优于一次性使用口罩，推荐疑似病例、公共交通司机人员、出租车司机、环卫工人、公共场所服务人员等在岗期间佩戴。

③医用防护口罩：推荐发热门诊、隔离病房医护人员及确诊患者转移时佩戴。

（3）使用后口罩处理原则

①健康人群佩戴过的口罩，没有新型冠状病毒传播的风险，一般在口罩变形、弄湿或弄脏导致防护性能降低时更换。健康人群使用后的口罩按照生活垃圾分类的要求处理即可。

②疑似病例或确诊患者佩戴的口罩，不可随意丢弃，应视作医疗废物，严格按照医疗废物及有关处理流程处理，不得进入流通市场。

③儿童佩戴口罩的标准与注意事项

建议儿童选用符合国家标准GB2626-2006KN95，并标注儿童或青少年颗粒物防护口罩的产品。儿童使用口罩需注意以下事项：儿童在佩戴前，需在家长的帮助下，认真阅读并正确理解使用说明，以掌握正确使用呼吸防护用品的方法；家长应随时关注儿童口罩佩戴情况，如儿童在佩戴口罩过程中感到不适，应及时调整或停止使用；因儿童脸型小，与成人口罩边缘无法充分密合，不建议儿童佩戴具有密合性要求的成人口罩。

（4）医用口罩的使用方法

①鼻夹侧朝上，深色面朝外（或皱褶面朝下）。

②上下拉开皱褶，是口罩覆盖口、鼻、下颌。

③将双手指尖沿着鼻梁金属条，由中间至两边，慢慢向内按压，直至紧贴鼻梁。

④适当调整口罩，使口罩周边充分贴合面部。

⑤定期更换口罩，每2～4小时更换一次。口罩被分泌物弄湿或弄脏时，防护性能降低，建议立即更换。

3.手套篇

根据不同的操作需要，选择合适种类和规格的手套。比如：接触患者的血液、体液、分泌物、排泄物、呕吐物及污染物品时，应戴清洁手套；进行手术等无菌操作、接触患者破损皮肤、黏膜时，应戴无菌手套，必要时戴双层手套。一次性手套不得重复使用，脱手套后及时洗手或卫生手消毒。

（三）不同风险人群的防护

1.普通居家人员

（1）尽量减少外出活动。减少走亲访友和聚餐，尽量在家休息。减少到人员密集的公共场所活动，尤其是相对封闭、空气流动差的场所，例如公共浴池、温泉、影院、网吧、KTV、商场、车站、机场、码头和展览馆等。

（2）做好个人防护和手卫生。家庭置备体温计、口罩、家用消毒用品等物品。未接触过疑似或确诊患者且外观完好、无异味或脏污的口罩，回家后可放置于居室通风干燥处，以备下次使用。需要丢弃的口罩，按照生活垃圾分类的要求处理。随时保持手卫生，从公共场所返回、咳嗽手捂之后、饭前便后，用洗手液或香皂流水洗手，或者使用免洗洗手液。不确定手是否清洁时，避免用手接触口鼻眼。打喷嚏或咳嗽时，用手肘衣服遮住口鼻。

（3）保持良好的生活习惯。居室整洁，勤开窗，经常通风，定时消毒。平衡膳食，均衡营养，适度运动，充分休息。不随地吐痰，口鼻分泌物用纸巾包好，弃置于有盖垃圾箱内。

（4）主动做好个人与家庭成员的健康监测，自觉发热时要主动测量体温。家中有小孩的，要早晚摸小孩的额头，如有发热要为其测量体温。

（5）若出现发热、咳嗽、咽痛、胸闷、呼吸困难、乏力、恶心呕吐、腹泻、结膜炎、肌肉酸痛等可疑症状，应根据病情，及时到医疗机构就诊。

2.出行人员

（1）日常生活与工作出行人员，外出前往超市、餐馆等公共场所和乘坐公共交通工具时，要佩戴口罩，尽量减少与他人的近距离接触（＞1米）。个人独处、开车或独自到公园散步等感染风险较低时，不需要佩戴口罩。

（2）出现可疑症状需到医院就诊时，应佩戴口罩，可选用医用外科口罩，尽量避免乘坐公交车、出租车等交通工具，避免前往人群密集的场所。就诊时，应主动告知医院相关疾病流行地区的旅行居住史以及与他人接触情况，配合医院开展相关调查。

（3）远距离出行人员，需事先了解目的地是否为疾病流行地区。如必须前往疾病流行地区，应事先配备口罩、便携式免洗洗手液、体温计等必要物品。旅行途中，尽量减少与他人近距离接触，在人员密集的公共交通场所和乘坐交通工具时要佩戴KN95/N95及以上颗粒物防护口罩。口罩在变形、弄湿或弄脏时，导致防护性能降低，需及时更换。妥善保留赴流行地区时公共交通票据信息，以备查询。从疾病流行地区返回，应尽快到所在社区居民委员会、村民委员会进行登记并进行医学观察，医学观察期限为离开疾病流行地区后14天。医学观察期间进行体温、体征等状况监测，尽量做到单独居住或居住在通风良好的单人房间，减少与家人的密切接触。

3.居家隔离、医学观察人员、返岗人员

（1）对近期返回江西人员、支援人员、新型冠状病毒感染的肺炎病例密切接触者，采取居家隔离、医学观察。医学观察期限为自最后一次与病例、感染者发生无有效防护的接触后14天。居家隔离人员应相对独立居住，尽可能减少与共同居住人员的接触，做好医学观察场所的清洁与消毒工作，避免交叉感染。观察期间，不得外出。如果必须外出，经医学观察管理人员批准后方可，并要佩戴医用外科口罩，避免去人群密集场所。

（2）居家隔离、医学观察人员每日至少进行2次体温测定，谢绝探访。尽量减少与家人的密切接触，不得与家属共用任何可能导致间接接触感染的物品，包括牙刷、香烟、餐具、食物、饮料、毛巾、衣物及床上用品等。

（3）他人进入居家隔离、医学观察人员居住空间时，应规范佩戴KN95/N95及以上颗粒物防护口罩，其间不要触碰和调整口罩。尽量避免与居家隔离人员直接接触，如发生任何直接接触，应及时做好清洁消毒。

（4）每天对返岗人员进行两次体温测量，同时做好隔离观察。

4.特定行业人员

（1）对于公共交通工具司乘人员、出租车司机、公共场所服务人员、武警、交警、安保人员、媒体记者、快递人员等人员，因日常接触人员较多，存在感染风险，需配置一次性使用医用口罩或医用外科口罩及以上颗粒物防护口罩以及消毒液、消毒纸巾、体温计等物品，并做好工作环境的日常清洁与消毒。工作期间，应做好个人防护，规范佩戴口罩上岗。口罩在变形、弄湿或弄脏导致防护性能降低时需及时更换。注意保持手卫生，用洗手液或香皂流水洗手，或者使用免洗洗手液。每日至少2次测量体温。一般情况下，不必穿戴防护服、防护面罩等防护用品。如出现可疑症状（如发热、咳嗽、咽痛、胸闷、呼吸困难、乏力、恶心呕吐、腹泻、结膜炎、肌肉酸痛等），应立即停止工作，根据病情居家隔离或就医。

（2）对于发热门诊、隔离留观室、检验科工作人员、医学观察场所工作人员、疑似和确诊病例转运人员，穿戴工作服、一次性工作帽、一次性手套、医用一次性防护服（隔离衣）、医用防护口罩、防护面屏或护目镜、工作鞋或胶靴、防水靴套等。

（3）对于流行病学调查医务人员，开展密切接触者调查时，穿戴一次性工作帽、医用外科口罩、工作服、一次性手套，与被调查对象保持1米以上距离。开展疑似病例调查时，需穿戴工作服、一次性工作帽、一次性手套、医用一次性防护服（隔离衣）、KN95/N95及以上颗粒物防护口罩或医用防护口罩、防护面屏或护目镜、工作鞋或胶靴、防水靴套等，对疑似病例考虑采取电话或视频方式流调。

（4）对于标本采集人员、生物安全实验室工作人员，需穿戴工作服、一次性工作帽、双层手套、医用一次性防护服（隔离衣）、KN95/N95及以上颗粒物防护口罩或医用防护口罩、防护面屏、工作鞋或胶靴、防水靴套。必要时，可加穿防水围裙或防水隔离衣。

（5）放射科工作人员

疑似新型冠状病毒感染患者需要去放射科检查CT，拟送检科室人员应提前电话通知放射科值班人员做好准备。患者全程戴医用外科口罩或防护口罩，陪检人员尽可能与患者保持安全距离（1米以上）。

检查前准备：

①当接到电话通知，先让其他无关人员回避。

②配置1000mg/L含氯消毒剂备用（具体用量根据消毒面积大小来定）。

③机床上铺一次性使用中单。

准备就绪，接患者进入CT室。

检查中的要求：

①不进入CT室的诊断医师：执行一级防护。

②进入CT室与患者接触的人员：执行二级防护。

③患者：入室戴鞋套。

检查后的消毒：

①由室内配合检查的技师立即完成，以减少无关人员参与。

②立即更换一次性床单放入感染性废物桶内（动作轻柔，避免扬尘）。

③用1000mg/L含氯消毒液对患者所接触的地方、地面进行擦拭消毒，有分泌物污染时局部应先用1000mg/L含氯消毒液擦拭清除。

④开启紫外线消毒室内空气（照射消毒1小时）。

⑤消毒工作结束处置流程：从患者通道处：手卫生→脱去隔离衣→脱手套→手卫生→脱工作裤→手卫生→脱帽子口罩。一次性物品放入感染性废物，可回收用1000mg/L含氯消毒剂浸泡30分钟后常规清洗。

⑥紫外线消毒结束，开窗通风。

注意事项：

①患者检查结束离开，CT室内立即终末消毒后方可接诊其他非疑似新型冠状病毒感染患者的检查。

②连续检查疑似新型冠状病毒感染的患者，之间无须终末消毒。

③不可穿着接触过患者的防护服用品进入生活区域或其他工作区域。

④穿脱防护用品前一定要做手卫生。

（6）对于环境清洁消毒人员、遗体处理人员，建议穿戴工作服、一次性工作帽、一次性手套和长袖加厚橡胶手套、医用一次性防护服、KN95/N95及以上颗粒物防护口罩或医用防护口罩、工作鞋或胶靴、防水靴套、防水围裙或防水隔离衣等。

（7）救护车司机

①司机在接疑似感染患者或密切接触者时需要保护好口鼻：戴N95口罩、戴护目镜或防护面具，必要时穿隔离衣。

②司机接到疑似感染患者或密切接触者时，需提醒患者及时戴上口罩，并尽量戴双层口罩，所运转患者在病情不危重的情况下，司机不要去接触患者，让其自行上车。

③在患者转运途中，保持车窗开窗通风，条件允许时，司机尽量不与疑似感染患者或密切接触者交谈，尽快将患者送达医院或隔离场所。

·三级综合性医院感染管理
——新冠肺炎疫情下的应对策略

④转运患者后，将转运车车门打开。通风半小时后，司机对救护车内部进行擦拭消毒，使用2000mg/L含氯消毒剂，对患者所接触车内的所有物体表面进行擦拭消毒。

⑤含氯消毒剂的配置可在急诊科或感染性疾病科室进行，由科室护士完成配置，再由司机进行转运车擦拭消毒。

（四）特殊人群的防护

1.老年人

（1）确保老年人掌握防控新型冠状病毒感染肺炎的个人防护，手卫生要求，卫生和健康习惯，避免共用个人物品，注意家里通风，落实消毒措施，倡导老人养成经常洗手的好习惯。

（2）老年人出现发热、咳嗽、咽痛、胸闷、呼吸困难、乏力、恶心呕吐、腹泻、结膜炎、肌肉酸痛等可疑症状应采取以下措施：

①自我隔离，避免与他人近距离接触。

②由医护人员对其健康状况进行评估，视病情状况送至医疗机构就诊，送医途中佩戴外科口罩，尽量避免乘坐公共交通工具。

③曾与可疑症状者有无有效防护的密切接触者，应立即登记，并进行医学观察。

④减少不必要的聚会，聚餐等群体活动，不安排集中用餐。

⑤若出现可疑症状的老年人被确诊为新型冠状病毒感染的肺炎，其密切接触者应接受14天医学观察。患者离开后，应及时对住所进行终末消毒，具体方法由当地疾控机构和专业人员或具有资质的第三方操作或指导。没有消毒前，该住所不建议使用。

2.儿童

疫情期间，儿童主要以被动防护为主，看护人要做好自己的防护来间接保护孩子。看护人外出必须带好口罩，不要亲吻孩子，不要对着孩子咳嗽打喷嚏呼气。对于比较大的孩子，一定要做好个人防护，尽量到通风、人少、空旷的户外场所进行活动，避免到人群密集和密闭的空间活动。同时，不要用干净的手触摸眼口鼻，用嘴舔一些物品也需要制止。做到勤洗手，加强锻炼。

3.学生

（1）寒假期间

①有疫情高发地区居住史或旅行史的学生，自离开疫情高发地区后，居家或在指定场所医学观察14天。

②各地学生均应尽量居家，坚守走亲访友、聚会聚餐，减少到人员密集的公共场所活动，尤其是空气流动性差的地方。

③建议学生每日进行健康监测，并根据社区或学校要求向社会或学校指定负责人报告。

④寒假结束时，学生如无可疑症状，可正常返校。如有可疑症状，报告学校或由监护人报告学校，及时就医，待痊愈后再返校。

（2）返校途中

①乘坐公共交通工具时，全程佩戴医用外科口罩或N95口罩。

②随时保持手卫生，尽量少接触交通工具的公共物品和部位。

③途中做好健康监测，自觉发热时要主动测量体温。

④留意周围旅客的健康状况，避免与可疑人员近距离接触。

⑤若旅途中出现可疑症状，应主动带上医用外科口罩或N95口罩，尽量避免接触其他人，并视病情及时就医。

⑥旅途中，如需去医疗记过就诊时，应主动告诉医生相关疾病流行地区的居住史，配合医生开展相关调查。

⑦妥善保管旅行票据，以配合可能的相关密切接触者调查。

（五）心理防护

1.关注可靠信息，学习科学知识，不要盲目恐惧。通过政府、权威机构发布的信息，了解新型冠状病毒感染的肺炎疫情、防控知识等相关信息。减少对疫情信息的过度关注，减少不科学信息对自己的误导，不信谣、不传谣。认识到该疾病以呼吸道传播为主，主动采取戴口罩、勤洗手、室内多通风、少出门等个人防护措施。

2.维持规律作息，合理安排生活，追求内心充实。

3.科学调适心理，摆脱负性情绪，保持平和心态。接纳负性情绪、学习放松技巧、用好社会支持系统、及时寻求专业帮助。

附录1

中共中央印发
《关于加强党的领导、为打赢疫情防控阻击战提供坚强政治保证的通知》

2020-01-28　　　来源："学习强国"学习平台

　　新华社北京1月28日电　近日，中共中央印发了《关于加强党的领导、为打赢疫情防控阻击战提供坚强政治保证的通知》。全文如下：

　　新型冠状病毒感染的肺炎疫情发生以来，习近平总书记高度重视，作出一系列重要指示，多次主持召开会议，对疫情防控工作进行研究部署，提出明确要求。1月27日，习近平总书记就各级党组织和广大党员、干部要在打赢疫情防控阻击战中发挥积极作用作出重要指示，强调各级党委（党组）、各级领导班子和领导干部、基层党组织和广大党员要不忘初心、牢记使命，挺身而出、英勇奋斗、扎实工作，团结带领广大人民群众坚定不移把党中央决策部署落到实处，坚决打赢疫情防控阻击战。各级党委（党组）要坚决贯彻落实习近平总书记重要指示精神，为打赢疫情防控阻击战提供坚强政治保证。现就有关事项通知如下。

　　疫情就是命令，防控就是责任。面对疫情加快蔓延的严重形势，各级党委（党组）要增强"四个意识"、坚定"四个自信"、做到"两个维护"，切实把思想和行动统一到习近平总书记重要指示精神上来，认清肩负的责任使命，按照坚定信心、同舟共济、科学防治、精准施策的要求切实做好工作，牢记人民利益高于一切，组织动员各级党组织和广大党员、干部把打赢疫情防控阻击战作为当前的重大政治任务，把投身防控疫情第一线作为践行初心使命、体现责任担当的试金石和磨刀石，把党的政治优势、组织优势、密切联系群众优势转化为疫情防控的强大政治优势，确保党中央重大决策部署贯彻落实，让党旗在防控疫情斗争第一线高高飘扬。

各级党委（党组）要激励引导广大党员、干部特别是领导干部在疫情防控斗争中挺身而出、英勇奋斗、扎实工作，经受住考验，切实做到守土有责、守土担责、守土尽责。要在疫情防控第一线考察、识别、评价、使用干部，把领导班子和领导干部在疫情防控斗争中的实际表现作为考察其政治素质、宗旨意识、全局观念、驾驭能力、担当精神的重要内容。对表现突出的，要表扬表彰、大胆使用；对不敢担当、作风漂浮、落实不力的，甚至弄虚作假、失职渎职的，要严肃问责。各级组织部门、纪检监察部门要在各级党委领导下，积极主动履职，有效发挥作用。

各级党委（党组）要充分发挥基层党组织战斗堡垒作用和共产党员先锋模范作用，把基层党组织和广大党员全面动员起来，发扬不畏艰险、无私奉献的精神，坚定站在疫情防控第一线，做到哪里任务险重哪里就有党组织坚强有力的工作、哪里就有党员当先锋作表率。要广泛组织基层党组织和党员落实联防联控措施，建立健全区县、街镇、城乡社区等防护网络，做好疫情监测、排查、预警、防控等工作，加强联防联控，严防死守、不留死角，构筑群防群治抵御疫情的严密防线。要坚持党建引领，把区域治理、部门治理、行业治理、基层治理、单位治理有机结合起来，切实提高疫情防控的科学性和有效性。机关、企事业单位以及社会组织党组织要按照统一安排，扎实做好本部门本单位本行业的预防和控制工作。要组织党员、干部做好群众工作，稳定情绪、增强信心，不信谣、不传谣，当好群众的贴心人和主心骨，紧紧依靠人民群众坚决打赢疫情防控阻击战。

各级党委（党组）要会同卫生健康等部门和单位，动员和选派专家和医护人员中的党员、干部勇挑重担、迎难而上，在医疗救护、科研攻关、基础预防等岗位发挥作用。要关心关爱奋战在疫情防控斗争一线的专家和医护人员，采取务实、贴心、到位的举措，帮助疫情防控斗争一线的专家和医护人员解决实际困难，解除后顾之忧。要及时总结宣传各级党组织和广大党员、干部在疫情防控斗争中涌现出的先进典型和感人事迹，凝聚起众志成城、全力以赴、共克时艰的强大正能量。

国家卫生健康委员会办公厅
国家中医药管理局办公室

国卫办医函〔2020〕103 号

关于印发新型冠状病毒感染的肺炎诊疗方案
（试行第五版）的通知

各省、自治区、直辖市及新疆生产建设兵团卫生健康委、中医药管理局：

　　为进一步做好新型冠状病毒感染的肺炎病例诊断和医疗救治工作，我们组织专家在对前期医疗救治工作进行分析、研判、总结的基础上，对诊疗方案进行修订，形成了《新型冠状病毒感染的肺炎诊疗方案（试行第五版）》。现印发给你们，请参照执行。各有关医疗机构要在医疗救治工作中积极发挥中医药作用，加强中西医结合，建立中西医联合会诊制度，促进医疗救治取得良好效果。

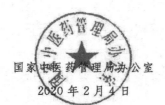

国家卫生健康委办公厅　　　国家中医药管理局办公室

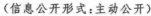

2020 年 2 月 4 日

（信息公开形式：主动公开）

新型冠状病毒感染的肺炎诊疗方案

（试行第五版）

2019 年 12 月以来，湖北省武汉市陆续发现了多例新型冠状病毒感染的肺炎患者，随着疫情的蔓延，我国其他地区及境外也相继发现了此类病例。该病作为急性呼吸道传染病已纳入《中华人民共和国传染病防治法》规定的乙类传染病，按甲类传染病管理。

随着疾病认识的深入和诊疗经验的积累，我们对《新型冠状病毒感染的肺炎诊疗方案（试行第四版）》进行修订，形成了《新型冠状病毒感染的肺炎诊疗方案（试行第五版）》。

一、病原学特点

新型冠状病毒属于 β 属的冠状病毒，有包膜，颗粒呈圆形或椭圆形，常为多形性，直径 60-140nm。其基因特征与 SARSr-CoV 和 MERSr-CoV 有明显区别。目前研究显示与蝙蝠 SARS 样冠状病毒（bat-SL-CoVZC45）同源性达 85% 以上。体外分离培养时，2019-nCoV 96 个小时左右即可在人呼吸道上皮细胞内发现，而在 Vero E6 和 Huh-7 细胞系中分离培养需约 6 天。

对冠状病毒理化特性的认识多来自对 SARS-CoV 和 MERS-CoV 的研究。病毒对紫外线和热敏感，56℃ 30 分钟、乙醚、75% 乙醇、含氯消毒剂、过氧乙酸和氯仿等脂溶剂均可有效灭活病毒，氯己定不能有效灭活病毒。

二、流行病学特点

（一）传染源。

目前所见传染源主要是新型冠状病毒感染的患者。无症状感染者也可能成为传染源。

（二）传播途径。

经呼吸道飞沫和接触传播是主要的传播途径。气溶胶和消化道等传播途径尚待明确。

（三）易感人群。

人群普遍易感。

三、临床特点

（一）临床表现。

基于目前的流行病学调查，潜伏期1-14天，多为3-7天。

以发热、乏力、干咳为主要表现。少数患者伴有鼻塞、流涕、咽痛和腹泻等症状。重症患者多在发病一周后出现呼吸困难和/或低氧血症，严重者快速进展为急性呼吸窘迫综合征、脓毒症休克、难以纠正的代谢性酸中毒和出凝血功能障碍等。值得注意的是重型、危重型患者病程中可为中低热，甚至无明显发热。

轻型患者仅表现为低热、轻微乏力等，无肺炎表现。

从目前收治的病例情况看，多数患者预后良好，少数患者病情危重。老年人和有慢性基础疾病者预后较差。儿童病例症状相对较轻。

（二）实验室检查。

发病早期外周血白细胞总数正常或减少，淋巴细胞计数减少，部分患者可出现肝酶、乳酸脱氢酶（LDH）、肌酶和肌红蛋白增高；部分危重者可见肌钙蛋白增高。多数患者C反应蛋白（CRP）和血沉升高，降钙素原正常。严重者D-二聚体升高、外周血淋巴细胞进行性减少。

在鼻咽拭子、痰、下呼吸道分泌物、血液、粪便等标本中可检测出新型冠状病毒核酸。

（三）胸部影像学。

早期呈现多发小斑片影及间质改变，以肺外带明显。进而发展为双肺多发磨玻璃影、浸润影，严重者可出现肺实变，胸腔积液少见。

四、诊断标准

湖北以外省份：

（一）疑似病例。

结合下述流行病学史和临床表现综合分析：

1.流行病学史

（1）发病前14天内有武汉市及周边地区，或其他有病例报告社区的旅行史或居住史；

（2）发病前14天内与新型冠状病毒感染者（核酸检测阳性者）有接触史；

（3）发病前14天内曾接触过来自武汉市及周边地区，或来自有病例报告社区的发热或有呼吸道症状的患者；

（4）聚集性发病。

2.临床表现

— 4 —

· 三级综合性医院感染管理
——新冠肺炎疫情下的应对策略

（1）发热和/或呼吸道症状；

（2）具有上述肺炎影像学特征；

（3）发病早期白细胞总数正常或降低，或淋巴细胞计数减少。

有流行病学史中的任何一条，且符合临床表现中任意2条。无明确流行病学史的，符合临床表现中的3条。

（二）确诊病例。

疑似病例，具备以下病原学证据之一者：

1.呼吸道标本或血液标本实时荧光RT-PCR检测新型冠状病毒核酸阳性；

2.呼吸道标本或血液标本病毒基因测序，与已知的新型冠状病毒高度同源。

湖北省：

（一）疑似病例。

结合下述流行病学史和临床表现综合分析：

1.流行病学史

（1）发病前14天内有武汉市及周边地区，或其他有病例报告社区的旅行史或居住史；

（2）发病前14天内与新型冠状病毒感染者（核酸检测阳性者）有接触史；

（3）发病前14天内曾接触过来自武汉市及周边地区，或来自有病例报告社区的发热或有呼吸道症状的患者；

（4）聚集性发病。

2.临床表现

（1）发热和/或呼吸道症状；

（2）发病早期白细胞总数正常或减少，或淋巴细胞计数减少。

有流行病学史中的任何一条或无流行病学史，且同时符合临床表现中 2 条。

（二）临床诊断病例。

疑似病例具有肺炎影像学特征者。

（三）确诊病例。

临床诊断病例或疑似病例，具备以下病原学证据之一者：

1. 呼吸道标本或血液标本实时荧光 RT-PCR 检测新型冠状病毒核酸阳性；

2. 呼吸道标本或血液标本病毒基因测序，与已知的新型冠状病毒高度同源。

五、临床分型

（一）轻型。

临床症状轻微，影像学未见肺炎表现。

（二）普通型。

具有发热、呼吸道等症状，影像学可见肺炎表现。

（三）重型。

符合下列任何一条：

1. 呼吸窘迫，RR≥30 次/分；

2. 静息状态下，指氧饱和度≤93%；

3. 动脉血氧分压（PaO2）/吸氧浓度（FiO2）≤300mmHg

（1mmHg=0.133kPa）。

（四）危重型。

符合以下情况之一者：

1. 出现呼吸衰竭，且需要机械通气；

2. 出现休克；

3. 合并其他器官功能衰竭需 ICU 监护治疗。

六、鉴别诊断

主要与流感病毒、副流感病毒、腺病毒、呼吸道合胞病毒、鼻病毒、人偏肺病毒、SARS 冠状病毒等其他已知病毒性肺炎鉴别，与肺炎支原体、衣原体肺炎及细菌性肺炎等鉴别。此外，还要与非感染性疾病，如血管炎、皮肌炎和机化性肺炎等鉴别。

七、病例的发现与报告

湖北以外省份：

各级各类医疗机构的医务人员发现符合病例定义的疑似病例后，应当立即进行隔离治疗，院内专家会诊或主诊医师会诊，仍考虑疑似病例，在 2 小时内进行网络直报，并采集标本进行新型冠状病毒核酸检测，同时在确保转运安全前提下立即将疑似患者转运至定点医院。与新型冠状病毒感染者有密切接触的患者，即便常见呼吸道病原检测阳性，也建议及时进行新型冠状病毒病原学检测。

疑似病例连续两次呼吸道病原核酸检测阴性（采样时间至少间隔 1 天），方可排除。

湖北省：

各级各类医疗机构的医务人员发现符合病例定义的疑似病和临床诊断病例后，应当立即进行隔离治疗，疑似病例和临床诊断病例要单间隔离，对疑似病例和临床诊断病例要尽快采集标本进行病原学检测。

八、治疗

（一）根据病情确定治疗场所。

1.疑似及确诊病例应当在具备有效隔离条件和防护条件的定点医院隔离治疗，疑似病例应当单人单间隔离治疗，确诊病例可多人收治在同一病室。

2.危重型病例应当尽早收入 ICU 治疗。

（二）一般治疗。

1.卧床休息，加强支持治疗，保证充分热量；注意水、电解质平衡，维持内环境稳定；密切监测生命体征、指氧饱和度等。

2.根据病情监测血常规、尿常规、CRP、生化指标（肝酶、心肌酶、肾功能等）、凝血功能、动脉血气分析、胸部影像学等。有条件者可行细胞因子检测。

3.及时给予有效氧疗措施，包括鼻导管、面罩给氧和经鼻高流量氧疗。

4.抗病毒治疗：目前没有确认有效的抗病毒治疗方法。可试用 α-干扰素雾化吸入（成人每次 500 万 U 或相当剂量，加入灭菌注射用水 2ml，每日 2 次）、洛匹那韦/利托那韦（200 mg/50 mg，每粒）每次 2 粒，每日 2 次，或可加用利巴韦林（成人首剂 4g，次日每 8 小时一次，每次 1.2g，或 8mg/kg iv.

— 8 —

每 8 小时一次）。要注意洛匹那韦/利托那韦相关腹泻、恶心、呕吐、肝功能损害等不良反应，同时要注意和其他药物的相互作用。

5. 抗菌药物治疗：避免盲目或不恰当使用抗菌药物，尤其是联合使用广谱抗菌药物。

（三）重型、危重型病例的治疗。

1. 治疗原则：在对症治疗的基础上，积极防治并发症，治疗基础疾病，预防继发感染，及时进行器官功能支持。

2. 呼吸支持：

（1）氧疗：重型患者应当接受鼻导管或面罩吸氧，并及时评估呼吸窘迫和（或）低氧血症是否缓解。

（2）高流量鼻导管氧疗或无创机械通气：当患者接受标准氧疗后呼吸窘迫和（或）低氧血症无法缓解时，可考虑使用高流量鼻导管氧疗或无创通气。若短时间（1-2 小时）内病情无改善甚至恶化，应当及时进行气管插管和有创机械通气。

（3）有创机械通气：采用肺保护性通气策略，即小潮气量（4-8ml/kg 理想体重）和低吸气压力（平台压<30cmH2O）进行机械通气，以减少呼吸机相关肺损伤。较多患者存在人机不同步，应当及时使用镇静以及肌松剂。

（4）挽救治疗：对于严重 ARDS 患者，建议进行肺复张。在人力资源充足的情况下，每天应当进行 12 小时以上的俯卧位通气。俯卧位通气效果不佳者，如条件允许，应当尽快考虑体外膜肺氧合（ECMO）。

— 9 —

3.循环支持：充分液体复苏的基础上，改善微循环，使用血管活性药物，必要时进行血流动力学监测。

4.其他治疗措施

可根据患者呼吸困难程度、胸部影像学进展情况，酌情短期内（3~5日）使用糖皮质激素，建议剂量不超过相当于甲泼尼龙 1~2mg/kg/日，应当注意较大剂量糖皮质激素由于免疫抑制作用，会延缓对冠状病毒的清除；可静脉给予血必净 100ml/次，每日 2 次治疗；可使用肠道微生态调节剂，维持肠道微生态平衡，预防继发细菌感染；可采用恢复期血浆治疗；对有高炎症反应的危重患者，有条件可以考虑使用体外血液净化技术。

患者常存在焦虑恐惧情绪，应当加强心理疏导。

（四）中医治疗。

本病属于中医疫病范畴，病因为感受疫戾之气，各地可根据病情、当地气候特点以及不同体质等情况，参照下列方案进行辨证论治。

1.医学观察期

临床表现1：乏力伴胃肠不适

推荐中成药：藿香正气胶囊（丸、水、口服液）

临床表现2：乏力伴发热

推荐中成药：金花清感颗粒、连花清瘟胶囊（颗粒）、疏风解毒胶囊（颗粒）、防风通圣丸（颗粒）

2.临床治疗期

（1）初期：寒湿郁肺

临床表现：恶寒发热或无热，干咳，咽干，倦怠乏力，胸闷，脘痞，或呕恶，便溏。舌质淡或淡红，苔白腻，脉濡。

推荐处方：苍术15g、陈皮10g、厚朴10g、藿香10g、草果6g、生麻黄6g、羌活10g、生姜10g、槟榔10g

（2）中期：疫毒闭肺

临床表现：身热不退或往来寒热，咳嗽痰少，或有黄痰，腹胀便秘。胸闷气促，咳嗽喘憋，动则气喘。舌质红，苔黄腻或黄燥，脉滑数。

推荐处方：杏仁10g、生石膏30g、瓜蒌30g、生大黄6g（后下）、生炙麻黄各6g、葶苈子10g、桃仁10g、草果6g、槟榔10g、苍术10g

推荐中成药：喜炎平注射剂，血必净注射剂

（3）重症期：内闭外脱

临床表现：呼吸困难、动辄气喘或需要辅助通气，伴神昏，烦躁，汗出肢冷，舌质紫暗，苔厚腻或燥，脉浮大无根。

推荐处方：人参15g、黑顺片10g（先煎）、山茱萸15g，送服苏合香丸或安宫牛黄丸

推荐中成药：血必净注射液、参附注射液、生脉注射液

（4）恢复期：肺脾气虚

临床表现：气短、倦怠乏力、纳差呕恶、痞满，大便无力，便溏不爽，舌淡胖，苔白腻。

推荐处方：法半夏9g、陈皮10g、党参15g、炙黄芪30g、茯苓15g、藿香10g、砂仁6g（后下）

九、解除隔离和出院标准

— 11 —

体温恢复正常 3 天以上、呼吸道症状明显好转，肺部影像学显示炎症明显吸收，连续两次呼吸道病原核酸检测阴性（采样时间间隔至少 1 天），可解除隔离出院或根据病情转至相应科室治疗其他疾病。

十、转运原则

按照我委印发的《新型冠状病毒感染的肺炎病例转运工作方案》（试行）执行。

十一、医院感染控制

严格按照我委《医疗机构内新型冠状病毒感染预防与控制技术指南（第一版）》《新型冠状病毒感染的肺炎防护中常见医用防护用品使用范围指引（试行）》的要求执行。

国家卫生健康委办公厅   2020 年 2 月 4 日印发

校对：杜青阳

国家卫生健康委办公厅《关于印发医疗机构内新型冠状病毒感染预防与控制技术指南（第一版）的通知》

国卫办医函〔2020〕65号

各省、自治区、直辖市及新疆生产建设兵团卫生健康委：

为进一步做好新型冠状病毒感染的预防与控制工作，有效降低医疗机构内的传播风险，保障医疗质量和医疗安全，我委组织制定了《医疗机构内新型冠状病毒感染预防与控制技术指南（第一版）》。现印发给你们，请地方各级卫生健康行政部门指定专人负责辖区内医疗机构的感染防控工作，最大限度减少新型冠状病毒在医疗机构内的传播风险。同时，请将省级卫生健康行政部门专门负责人姓名、联系电话、处室、职务等信息，于2020年1月23日10时前报我委医政医管局。

联系人：医政医管局 张文宝、王曼莉

联系电话：010-68792730、68792733

国家卫生健康委办公厅

2020年1月22日

医疗机构内新型冠状病毒感染预防与控制技术指南（第一版）

为进一步做好新型冠状病毒感染预防与控制工作，有效降低新型冠状病毒在医疗机构内的传播风险，规范医务人员行为，特制定本技术指南。

一、基本要求

（一）制定应急预案和工作流程。医疗机构应当严格落实《关于进一步加强医疗机构感染预防与控制工作的通知》（国卫办医函〔2019〕480号），根据新型冠状病毒的病原学特点，结合传染源、传播途径、易感人群和诊疗条件等，建立预警机制，制定应急预案和工作流程。

（二）开展全员培训。依据岗位职责确定针对不同人员的培训内容，尤其是对高风险科室如发热门诊、内科门诊、儿科门诊、急诊、ICU和呼吸病房的医务人员要重点培训，使其熟练掌握新型冠状病毒感染的防控知识、方法与技能，做到早发现、早报告、早隔离、早诊断、早治疗、早控制。

（三）做好医务人员防护。医疗机构应当规范消毒、隔离和防护工作，储备质量合格、数量充足的防护物资，如消毒产品和医用外科口罩、医用防护口罩、隔离衣、眼罩等防护用品，确保医务人员个人防护到位。在严格落实标准预防的基础上，强化接触传播、飞沫传播和空气传播的感染防控。正确选择和佩戴口罩、手卫生是感染防控的关键措施。

（四）关注医务人员健康。医疗机构应当合理调配人力资源和班次安排，避免医务人员过度劳累。提供营养膳食，增强医务人员免疫力。针对岗位特点和风险评估结果，开展主动健康监测，包括体温和呼吸系统症状等。采取多种措施，保障医务人员健康地为患者提供医疗服务。

（五）加强感染监测。做好早期预警预报，加强对感染防控工作的监督与指导，发现隐患，及时改进。发现疑似或确诊新型冠状病毒感染的肺炎患者时，应当按照有关要求及时报告，并在2小时内上报信息，做好相应处置工作。

（六）做好清洁消毒管理。按照《医院空气净化管理规范》，加强诊疗环境的通风，有条件的医疗机构可进行空气消毒，也可配备循环风空气消毒设备。严格执行《医疗机构消毒技术规范》，做好诊疗环境（空气、物体表面、地面等）、医疗器械、患者用物等的清洁消毒，严格患者呼吸道分泌物、排泄物、呕吐物的处理，严格终末消毒。

（七）加强患者就诊管理。医疗机构应当做好就诊患者的管理，尽量减少患者的拥挤，以减少医院感染的风险。发现疑似或确诊感染新型冠状病毒的患者时，依法采取隔离或者控制传播措施，并按照规定对患者的陪同人员和其他密切接触人员采取医学观察及其他必要的预防措施。不具备救治能力的，及时将患者转诊到具备救治能力的医疗机构诊疗。

（八）加强患者教育。医疗机构应当积极开展就诊患者及其陪同人员的教育，使其了解新型冠状病毒的防护知识，指导其正确洗手、咳嗽礼仪、医学观察和居家隔离等。

（九）加强感染暴发管理。严格落实医疗机构感染预防与控制的各项规章制度，最大限度降低感染暴发的风险。增强敏感性，一旦发生新型冠状病毒感染疑似暴发或暴发后，医疗机构必须按照规定及时报告，并依据相关标准和流程，启动应急预案，配合做好调查处置工作。

（十）加强医疗废物管理。将新型冠状病毒感染确诊或疑似患者产生的医疗废物，纳入感染性医疗废物管理，严格按照《医疗废物管理条例》和《医疗卫生机构医疗废物管理办法》有关规定，进行规范处置。

二、重点部门管理

（一）发热门诊。

1.发热门诊建筑布局和工作流程应当符合《医院隔离技术规范》等有关要求。

2.留观室或抢救室加强通风；如使用机械通风，应当控制气流方向，由清洁侧流向污染侧。

3.配备符合要求、数量充足的医务人员防护用品，发热门诊出入口应当设有速干手消毒剂等手卫生设施。

4.医务人员开展诊疗工作应当执行标准预防。要正确佩戴医用外科口罩或医用防护口罩，戴口罩前和摘口罩后应当进行洗手或手卫生消毒。进出发热门诊和留观病房，严格按照《医务人员穿脱防护用品的流程》（见附件）要求，正确穿脱防护用品。

5.医务人员应当掌握新型冠状病毒感染的流行病学特点与临床特征，按照诊疗规范进行患者筛查，对疑似或确诊患者立即采取隔离措施并及时报告。

6.患者转出后按《医疗机构消毒技术规范》进行终末处理。

7.医疗机构应当为患者及陪同人员提供口罩并指导其正确佩戴。

（二）急诊。

1.落实预检分诊制度，引导发热患者至发热门诊就诊，制定并完善重症患者的转出、救治应急预案并严格执行。

2.合理设置隔离区域，满足疑似或确诊患者就地隔离和救治的需要。

3.医务人员严格执行预防措施，做好个人防护和诊疗环境的管理。实施急诊气管插管等感染性职业暴露风险较高的诊疗措施时，应当按照接治确诊患者的要求采取预防措施。

4.诊疗区域应当保持良好的通风并定时清洁消毒。

5.采取设置等候区等有效措施，避免人群聚集。

（三）普通病区（房）。

1.应当设置应急隔离病室，用于疑似或确诊患者的隔离与救治，建立相关工作制度及流程，备有充足的应对急性呼吸道传染病的消毒和防护用品。

2.病区（房）内发现疑似或确诊患者，启动相关应急预案和工作流程，按规范要求实施及时有效隔离、救治和转诊。

3.疑似或确诊患者宜专人诊疗与护理，限制无关医务人员的出入，原则上不探视；有条件的可以安置在负压病房。

4.不具备救治条件的非定点医院，应当及时转到有隔离和救治能力的定点医院。等候转诊期间对患者采取有效的隔离和救治措施。

5.患者转出后按《医疗机构消毒技术规范》对其接触环境进行终末处理。

（四）收治疑似或确诊新型冠状病毒感染的肺炎患者的病区（房）。

1.建筑布局和工作流程应当符合《医院隔离技术规范》等有关要求，并配备符合要求、数量合适的医务人员防护用品。设置负压病区（房）的医疗机构应当按相关要求实施规范管理。

2.对疑似或确诊患者应当及时采取隔离措施，疑似患者和确诊患者应当分开安置；疑似患者进行单间隔离，经病原学确诊的患者可以同室安置。

3.在实施标准预防的基础上，采取接触隔离、飞沫隔离和空气隔离等措施。具体措施包括：

（1）进出隔离病房，应当严格执行《医院隔离技术规范》《医务人员穿脱防护用品的流程》，正确实施手卫生及穿脱防护用品。

（2）应当制定医务人员穿脱防护用品的流程；制作流程图和配置穿衣镜。配备熟练感染防控技术的人员督导医务人员防护用品的穿脱，防止污染。

（3）用于诊疗疑似或确诊患者的听诊器、体温计、血压计等医疗器具及护理物品应当专人专用。若条件有限，不能保障医疗器具专人专用时，每次使用后应当进行规范的清洁和消毒。

4.重症患者应当收治在重症监护病房或者具备监护和抢救条件的病室，收治重症患者的监护病房或者具备监护和抢救条件的病室不得收治其他患者。

5.严格探视制度，原则上不设陪护。若患者病情危重等特殊情况必须探视的，探视者必须严格按照规定做好个人防护。

6.按照《医院空气净化管理规范》规定，进行空气净化。

三、医务人员防护

（一）医疗机构和医务人员应当强化标准预防措施的落实，做好诊区、病区（房）的通风管理，严格落实《医务人员手卫生规范》要求，佩戴医用外科口罩/医用防护口罩，必要时戴乳胶手套。

（二）采取飞沫隔离、接触隔离和空气隔离防护措施，根据不同情形，做到以下防护。

1.接触患者的血液、体液、分泌物、排泄物、呕吐物及污染物品时：戴清洁手套，脱手套后洗手。

2.可能受到患者血液、体液、分泌物等喷溅时：戴医用防护口罩、护目镜、穿防渗隔离衣。

3.为疑似患者或确诊患者实施可能产生气溶胶的操作（如气管插管、无创通气、气管切开，心肺复苏，插管前手动通气和支气管镜检查等）时：（1）采取空气隔离措施；（2）佩戴医用防护口罩，并进行密闭性能检测；（3）眼部防护（如护目镜或面罩）；（4）穿防体液渗入的长袖隔离衣，戴手套；（5）操作应当在通风良好的房间内进行；（6）房间中人数限制在患者所需护理和支持的最低数量。

（三）医务人员使用的防护用品应当符合国家有关标准。

（四）医用外科口罩、医用防护口罩、护目镜、隔离衣等防护用品被患者血液、体液、分泌物等污染时应当及时更换。

（五）正确使用防护用品，戴手套前应当洗手，脱去手套或隔离服后应当立即流动水洗手。

（六）严格执行锐器伤防范措施。

（七）每位患者用后的医疗器械、器具应当按照《医疗机构消毒技术规范》要求进行清洁与消毒。

四、加强患者管理

（一）对疑似或确诊患者及时进行隔离，并按照指定规范路线由专人引导进入隔离区。

（二）患者进入病区前更换患者服，个人物品及换下的衣服集中消毒处理后，存放于指定地点由医疗机构统一保管。

（三）指导患者正确选择、佩戴口罩，正确实施咳嗽礼仪和手卫生。

（四）加强对患者探视或陪护人员的管理。

（五）对被隔离的患者，原则上其活动限制在隔离病房内，减少患者的移动和转换病房，若确需离开隔离病房或隔离区域时，应当采取相应措施如佩戴医用外科口罩，防止患者对其他患者和环境造成污染。

（六）疑似或确诊患者出院、转院时，应当更换干净衣服后方可离开，按《医疗机构消毒技术规范》对其接触环境进行终末消毒。

（七）疑似或确诊患者死亡的，对尸体应当及时进行处理。处理方法为：用3000mg/L的含氯消毒剂或0.5%过氧乙酸棉球或纱布填塞患者口、鼻、耳、肛门等所有开放通道；用双层布单包裹尸体，装入双层尸体袋中，由专用车辆直接送至指定地点火化。患者住院期间使用的个人物品经消毒后方可随患者或家属带回家。

附件

医务人员穿脱防护用品的流程

一、医务人员进入隔离病区穿戴防护用品程序

（一）医务人员通过员工专用通道进入清洁区，认真洗手后依次戴医用防护口罩、一次性帽子或布帽、换工作鞋袜，有条件的可以更换刷手衣裤。

（二）在进入潜在污染区前穿工作服，手部皮肤有破损或疑似有损伤者戴手套进入潜在污染区。

（三）在进入污染区前，脱工作服换穿防护服或者隔离衣，加戴一次性帽子和一次性医用外科口罩（共穿戴两层帽子、口罩）、防护眼镜、手套、鞋套。

二、医务人员离开隔离病区脱摘防护用品程序

（一）医务人员离开污染区前，应当先消毒双手，依次脱摘防护眼镜、外层一次性医用外科口罩和外层一次性帽子、防护服或者隔离衣、鞋套、手套等物品，分置于专用容器中，再次消毒手，进入潜在污染区，换穿工作服。

（二）离开潜在污染区进入清洁区前，先洗手与手消毒，脱工作服，洗手和手消毒。

（三）离开清洁区前，洗手与手消毒，摘去里层一次性帽子或布帽、里层医用防护口罩，沐浴更衣，并进行口腔、鼻腔及外耳道的清洁。

（四）每次接触患者后立即进行手的清洗和消毒。

（五）一次性医用外科口罩、医用防护口罩、防护服或者隔离衣等防护用品被患者血液、体液、分泌物等污染时应当立即更换。

（六）下班前应当进行个人卫生处置，并注意呼吸道与黏膜的防护。

国家卫生健康委员会办公厅

国卫办医函〔2020〕75 号

国家卫生健康委办公厅关于印发
新型冠状病毒感染的肺炎防控中常见医用防护
用品使用范围指引(试行)的通知

各省、自治区、直辖市及新疆生产建设兵团卫生健康委:

为指导合理使用医用防护用品,做好新型冠状病毒感染的肺炎防控中的个人防护工作,我委组织专家制定了《新型冠状病毒感染的肺炎防控中常见医用防护用品使用范围指引(试行)》。现印发给你们,请参考使用。

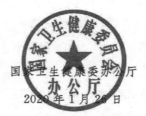

国家卫生健康委办公厅
2020 年 1 月 26 日

(信息公开形式:主动公开)

・三级综合性医院感染管理
——新冠肺炎疫情下的应对策略

新型冠状病毒感染的肺炎防控中
常见医用防护用品使用范围指引（试行）

一、**外科口罩**：预检分诊、发热门诊及全院诊疗区域应当使用，需正确佩戴。污染或潮湿时随时更换。

二、**医用防护口罩**：原则上在发热门诊、隔离留观病区（房）、隔离病区（房）和隔离重症监护病区（房）等区域，以及进行采集呼吸道标本、气管插管、气管切开、无创通气、吸痰等可能产生气溶胶的操作时使用。一般4小时更换，污染或潮湿时随时更换。其他区域和在其他区域的诊疗操作，原则上不使用。

三、**乳胶检查手套**：在预检分诊、发热门诊、隔离留观病区（房）、隔离病区（房）和隔离重症监护病区（房）等区域使用，但需正确穿戴和脱摘，注意及时更换手套。禁止戴手套离开诊疗区域。戴手套不能取代手卫生。

四、**速干手消毒剂**：医务人员诊疗操作过程中，手部未见明显污染物时使用，全院均应当使用。预检分诊、发热门诊、隔离留观病区（房）、隔离病区（房）和隔离重症监护病区（房）必须配备使用。

五、**护目镜**：在隔离留观病区（房）、隔离病区（房）和隔离重症监护病区（房）等区域，以及采集呼吸道标本、气管插管、气管切开、无创通气、吸痰等可能出现血液、体液和分泌物等喷溅操作时使

— 2 —

用。禁止戴着护目镜离开上述区域。如护目镜为可重复使用的，应当消毒后再复用。其他区域和在其他区域的诊疗操作原则上不使用护目镜。

六、防护面罩/防护面屏：诊疗操作中可能发生血液、体液和分泌物等喷溅时使用。如为可重复使用的，使用后应当消毒方可再用；如为一次性使用的，不得重复使用。护目镜和防护面罩/防护面屏不需要同时使用。禁止戴着防护面罩/防护面屏离开诊疗区域。

七、隔离衣：预检分诊、发热门诊使用普通隔离衣，隔离留观病区（房）、隔离病区（房）和隔离重症监护病区（房）使用防渗一次性隔离衣，其他科室或区域根据是否接触患者使用。一次性隔离衣不得重复使用。如使用可复用的隔离衣，使用后按规定消毒后方可再用。禁止穿着隔离衣离开上述区域。

八、防护服：隔离留观病区（房）、隔离病区（房）和隔离重症监护病区（房）使用。防护服不得重复使用。禁止戴着医用防护口罩和穿着防护服离开上述区域。其他区域和在其他区域的诊疗操作原则上不使用防护服。

其他人员如物业保洁人员、保安人员等需进入相关区域时，按相关区域防护要求使用防护用品，并正确穿戴和脱摘。

国家卫生健康委办公厅　　　　　　　　　　2020 年 1 月 26 日印发

校对：王曼莉

国家卫生健康委员会办公厅

国卫办医函〔2020〕81号

国家卫生健康委办公厅关于做好
新型冠状病毒感染的肺炎疫情期间
医疗机构医疗废物管理工作的通知

各省、自治区、直辖市及新疆生产建设兵团卫生健康委：

为做好新型冠状病毒感染的肺炎疫情期间医疗废物管理工作，有效防止疾病传播，按照《传染病防治法》《医疗废物管理条例》和《医疗卫生机构医疗废物管理办法》等法律法规规定，现将有关要求通知如下：

一、落实医疗机构主体责任

医疗机构要高度重视新型冠状病毒感染的肺炎疫情期间医疗废物管理，切实落实主体责任，其法定代表人是医疗废物管理的第一责任人，产生医疗废物的具体科室和操作人员是直接责任人。实行后勤服务社会化的医疗机构要加强对提供后勤服务机构和人员的管理，组织开展培训，督促其掌握医疗废物管理的基本要求，切实履行职责。加大环境卫生整治力度，及时处理产生的医疗废物，避免各种废弃物堆积，努力创造健康卫生环境。

二、加强医疗废物的分类收集

（一）明确分类收集范围。医疗机构在诊疗新型冠状病毒感染的肺炎患者及疑似患者发热门诊和病区（房）产生的废弃物，包括医疗废物和生活垃圾，均应当按照医疗废物进行分类收集。

（二）规范包装容器。医疗废物专用包装袋、利器盒的外表面应当有警示标识，在盛装医疗废物前，应当进行认真检查，确保其无破损、无渗漏。医疗废物收集桶应当为脚踏式并带盖。医疗废物达到包装袋或者利器盒的 3/4 时，应当有效封口，确保封口严密。应当使用双层包装袋盛装医疗废物，采用鹅颈结式封口，分层封扎。

（三）做好安全收集。按照医疗废物类别及时分类收集，确保人员安全，控制感染风险。盛装医疗废物的包装袋和利器盒的外表面被感染性废物污染时，应当增加一层包装袋。分类收集使用后的一次性隔离衣、防护服等物品时，严禁挤压。每个包装袋、利器盒应当系有或粘贴中文标签，标签内容包括：医疗废物产生单位、产生部门、产生日期、类别，并在特别说明中标注"新型冠状病毒感染的肺炎"或者简写为"新冠"。

（四）分区域进行处理。收治新型冠状病毒感染的肺炎患者及疑似患者发热门诊和病区（房）的潜在污染区和污染区产生的医疗废物，在离开污染区前应当对包装袋表面采用 1000mg/L 的含氯消毒液喷洒消毒（注意喷洒均匀）或在其外面加套一层医疗废物包

— 2 —

装袋;清洁区产生的医疗废物按照常规的医疗废物处置。

(五)做好病原标本处理。医疗废物中含病原体的标本和相关保存液等高危险废物,应当在产生地点进行压力蒸汽灭菌或者化学消毒处理,然后按照感染性废物收集处理。

三、加强医疗废物的运送贮存

(一)安全运送管理。在运送医疗废物前,应当检查包装袋或者利器盒的标识、标签以及封口是否符合要求。工作人员在运送医疗废物时,应当防止造成医疗废物专用包装袋和利器盒的破损,防止医疗废物直接接触身体,避免医疗废物泄漏和扩散。每天运送结束后,对运送工具进行清洁和消毒,含氯消毒液浓度为1000mg/L;运送工具被感染性医疗废物污染时,应当及时消毒处理。

(二)规范贮存交接。医疗废物暂存处应当有严密的封闭措施,设有工作人员进行管理,防止非工作人员接触医疗废物。医疗废物宜在暂存处单独设置区域存放,尽快交由医疗废物处置单位进行处置。用1000mg/L的含氯消毒液对医疗废物暂存处地面进行消毒,每天两次。医疗废物产生部门、运送人员、暂存处工作人员以及医疗废物处置单位转运人员之间,要逐层登记交接,并说明其来源于新型冠状病毒感染的肺炎患者或疑似患者。

(三)做好转移登记。严格执行危险废物转移联单管理,对医疗废物进行登记。登记内容包括医疗废物的来源、种类、重量或者

— 3 —

·三级综合性医院感染管理
——新冠肺炎疫情下的应对策略

数量、交接时间,最终去向以及经办人签名,特别注明"新型冠状病毒感染的肺炎"或"新冠",登记资料保存 3 年。

医疗机构要及时通知医疗废物处置单位进行上门收取,并做好相应记录。各级卫生健康行政部门和医疗机构要加强与生态环境部门、医疗废物处置单位的信息互通,配合做好新型冠状病毒感染的肺炎疫情期间医疗废物的规范处置。

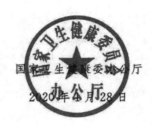

国家卫生健康委办公厅
2020 年 1 月 28 日

(信息公开形式:主动公开)

抄送:生态环境部办公厅。

国家卫生健康委办公厅　　　　　　　　　2020 年 1 月 28 日印发

校对:王曼莉

— 4 —

国家卫生健康委办公厅《关于加强重点地区重点医院发热门诊管理及医疗机构内感染防控工作的通知》

国卫办医函〔2020〕102号

各省、自治区、直辖市及新疆生产建设兵团卫生健康委：

为阻断病原体在医疗机构内传播，降低感染发生风险，有效控制新型冠状病毒感染的肺炎疫情，保障人民群众和医务人员生命健康安全，现对病例集中的重点地区，以及该地区内设置发热门诊的医疗机构、新型冠状病毒感染的肺炎定点救治医院等重点医疗机构的发热门诊管理，以及感染防控工作（以下简称感控工作），提出以下要求：

一、加强门急诊预检分诊管理

（一）加强预检分诊能力建设。预检分诊是医疗机构门急诊对就诊人员进行初筛、合理引导就医、及时发现传染病风险、有效利用医疗资源、提高工作效率的有效手段。医疗机构应当严格落实《医疗机构传染病预检分诊管理办法》，在门急诊规范设置预检分诊场所，实行预检分诊制度。应当指派有专业能力和经验的感染性疾病科或相关专业的医师，充实预检分诊力量，承担预检分诊任务，提高预检分诊能力。

（二）完善预检分检流程。对预检分诊检出的发热患者，应当立即配发口罩予以防护，进一步通过简单问诊和体格检查，详细追问流行病学史，判断其罹患传染病的可能性。对可能罹患传染病的，应当立即转移到发热门诊就诊。对虽无发热症状，但呼吸道等症状明显、罹患传染病可能性大的，也要进一步详细追问流行病学史，并转移到发热门诊就诊。

（三）做好患者到发热门诊的转移。预检分诊与发热门诊，在诊疗流程上应当有效衔接。预检分诊筛查出的需转移到发热门诊进一步诊疗的患者，应当由专人陪同，并按照指定路线前往发热门诊。指定路线的划定，应当符合室外距离最短、接触人员最少的原则。

二、加强发热门诊管理

（一）做好设置、分区管理。根据疫情发展变化和防控形势要求，加强医疗机构发热门诊的设置与管理。发热门诊的设置应当与预检分诊、感染性疾病科建设管理统筹考虑、同步部署。在严格执行发热门诊设置管理规范和要求的基础上，结合疫情防控和医疗机构实际情况，将发热门诊划分为特殊诊区（室）和普通诊区（室）。特殊诊区（室）一般选择相对独立的区域，专门用于接诊患新型冠状病毒感染的肺炎可能性较大的患者。其他区域作为普通诊区（室），用于接诊病因明确的发热患者或患新型冠状病毒感染的肺炎可能性较小的患者。

（二）加强隔离留观病区（房）管理。发热门诊应当规范设置隔离留观病区（房）。隔离留观病区（房）的数量，应当依据疫情防控需要和发热门诊诊疗量确定，并根据变化进行调整。隔离留观病区（房）应当满足有效防止疾病传播隔离要求。发热门诊接诊医师应当根据就诊者流行病学史和临床表现，进行系统全面的医学诊查和鉴别诊断。对于首诊新型冠状病毒感染的肺炎疑似病例，应当安排至隔离留观病区（房）治疗，并按照要求进行进一步诊断；如隔离留观病区（房）不足，可以引导轻症患者按照《新型冠状病毒感染的肺炎疑似病例轻症患者首诊隔离点观察工作方案》（肺炎机制发〔2020〕19号），转移至地方政府指定的首诊隔离点治疗。对于确诊新型冠状病毒感染的肺炎疑似病例，应当按照要求转诊至定点医院救治，进行规范治疗。

三、加强普通病区管理

（一）及时发现发热患者。普通病区要提高敏感性，在日常的诊疗护理过程中，加强对住院患者的病情观察，及时发现体温、脉搏、呼吸、血压等生命体征变化。对无明确诱因的发热、提示可能罹患传染病的患者，或者虽无发热症状、但呼吸道等症状明显、罹患传染病可能性大的患者，都要立即进行实验室检测和影像学检查。结合检查结果，进一步询问流行病学史，怀疑新型冠状病毒感染的肺炎疑似病例的，要立即转入普通病区隔离病室。

（二）加强隔离病室管理。医疗机构应当按照新型冠状病毒感染的肺炎防控相关要求，加强普通病区隔离病室的设置与管理。隔离病室应当满足单间隔离要求。隔离病室主要用于安置本病区住院患者中，发现的符合病例定义的新型冠状病毒感染的肺炎疑似病例。在加强隔离疑似病例的治疗同时，组织院内专家会诊或主诊医师会诊。仍考虑疑似病例的，应当在2小时内进行网络直报，并采集呼吸道或血液标本进行新型冠状病毒核酸检测。同时，尽快将患者转运至定点医院，进行规范治疗。隔离病室专人负责，诊疗物品专室专用。

四、降低医疗机构内感染风险

（一）全面加强医疗机构感控管理。医疗机构应当对本机构内感染防控重点部门、重点环节、重点人群以及防控基础设施、基本流程逐一进行梳理，切实查找防控策略和措施存在的不足，及时加以改进。根据相关防控要求，制定统一规范的感染防控制度和流程，并根据防控要求和实际情况变化及时调整完善。应当加强全员培训，定期不定期开展医疗机构内感控专项监督检查。

（二）严格落实感控分区管理。全面加强和落实医疗机构分区管理要求，合理划分清洁区、潜在污染区和污染区。强化对不同区域的管理制度、工作流程和行为规范的监督管理。采取切实有效措施，保证医务人员的诊疗行为、防护措施和相关诊疗流程，符合相应区域管理要求。

（三）采取科学规范的个人防护措施。医疗机构应当加强医用防护用品的集中统一管理，严格落实医用耗材管理规定，加强入库、出库管理，根据不同工作岗位，按照防护需要，科学合理分配防护用品，确保医务人员开展诊疗工作时能够获得必需的防护用品。既要保障为医务人员提供足够合格的防护用品，防止由于防护用品问题带来伤害，又要杜绝不合理地过度使用防护用品，造成资源浪费。要通过严格规范穿戴和摘脱防护用品，强化实施手卫生等标准预防措施，确保医务人员安全。

（四）合理配置医务人员。医疗机构应当根据疫情防控需要和诊疗实际，合理配置专业技术力量。结合工作强度、个人生理需求以及防护用品使用要求等，科学安排诊疗班次。要完善后勤保障，满足医务人员工作生活需求。要加强对医务人员的人文关怀和心理疏导，保障医务人员合理休息，减轻工作压力、劳动强度和心理负担。

（五）降低医务人员暴露风险。医务人员在污染区、潜在污染区和清洁区不同区域工作，发生医疗机构内感染暴露的风险高低不同。应当在为医务人员提供方便的洗澡等清洁条件同时，将医务人员的工作区域相对固定，并根据不同区域将医务人员进行分类。实施同类人员集中管理，有效控制不同暴露风险人员因在工作区和生活区密切接触产生的交叉污染风险。

国家卫生健康委办公厅
2020年2月3日

附件1

赣南医学院第一附属医院《关于加强新型冠状病毒感染的肺炎防控工作承诺书》

（本承诺书适用科室管理干部）

面对新型冠状病毒感染的肺炎疫情加快蔓延的严重形势，为进一步贯彻落实党中央、国务院关于新型冠状病毒感染的肺炎防控工作的部署，全面落实上级党委和政府对疫情防控工作的要求，切实扛起疫情防控工作责任，本人作出如下承诺：

一、切实增强"四个意识"、坚定"四个自信"、坚决做到"两个维护"，坚决把思想和行动统一到习近平总书记重要讲话精神上来，统一到党中央决策部署上来，统一到各级党委和医院的防控工作要求上来，坚决遏制疫情蔓延势头，坚决打赢疫情防控阻击战。

二、深刻认识做好疫情防控工作的极端重要性和紧迫性。切实把疫情防控工作作为当前的头等大事和重大政治任务抓紧抓实抓好，以实际行动践行初心、担当使命，真正做到关键时刻豁得出、顶得上、靠得住、战得胜，为坚决打赢疫情防控人民战争作出应有的贡献。

三、切实发挥科室管理干部的模范带头作用，坚决做到坚守岗位、靠前指挥，在防控疫情斗争中经受考验。深

· 三级综合性医院感染管理
——新冠肺炎疫情下的应对策略

入防控疫情第一线，及时加强指导，及时掌握疫情，及时采取行动，做到守土有责、守土担责、守土尽责。统筹做好科室工作安排，确保疫情防控应急值守，确保人员到位，信息畅通，严格执行报告制度，不瞒报、缓报、漏报、谎报。

四、在医院党政的统一领导下，切实把人民群众生命安全和身体健康放在第一位，团结带领科室全体工作人员全力以赴做好疫情防控工作。全面落实早发现、早报告、早隔离、早治疗和集中救治等措施。坚决做到抢救生命不惜财物、守护健康不畏繁难、防控疫情不避艰辛。

五、全面配合医院整合医疗救治力量，调配医疗救治资源，做到无条件服从医院工作调度和人员调配，合理使用医院医疗救治物资。

六、坚决协助、配合、服从政府部门和医院组织开展的疫情联防联控、群防群控工作。加强科室人员相关知识培训、安全防护和健康状况监测。依法接受疾病预防控制机构、医疗卫生机构有关传染病的调查、样本采集、检测、隔离治疗等预防控制措施，如实提供有关情况。

七、熟练掌握疫情防控、救治相关知识、方法和技能，切实加强个人防护。带头坚决做到不参加大型聚集性活动，避免大规模人员聚集，减少和避免乘坐公共交通、出入公共场所，外出时佩戴口罩。出现发热、乏力、干咳等症状时，立即按流程到就近的医疗卫生机构发热门诊就诊，并配合医务人员对自身健康等状况的询问。做好身边人员的健康和防控知识宣教。

八、带头遵守医院相关纪律要求。不泄露患者就诊经过及相关就诊信息。按医院规定的程序上报和发布有关疫情防控信息，坚决做到不造谣、不信谣、不传谣。

九、加强科室舆论引导工作，主动向医院提供疫情防控工作中涌现的各类典型事迹和图片资料等，积极宣传医院疫情防控正能量。

十、在疫情防控中若出现不履职、不当履职、违法履职等情况，愿意接受组织处理和相关纪律处分。

中共赣南医学院第一附属医院委员会
赣 南 医 学 院 第 一 附 属 医 院
2020年1月28日

科室名称：

科室干部（签名）：

·三级综合性医院感染管理
——新冠肺炎疫情下的应对策略

附件 2

赣南医学院第一附属医院《关于加强新型冠状病毒感染的肺炎防控工作承诺书》

（本承诺书适用于普通职工）

为进一步贯彻落实党中央、国务院关于新型冠状病毒感染的肺炎防控工作的部署，全面落实上级党委和政府、上级部门以及医院有关要求，切实扛起疫情防控工作责任，根据"防控疫情，人人有责"工作原则，疫情防控期间，本人作出如下承诺：

一、提高政治站位。进一步增强"四个意识"、坚定"四个自信"，做到"两个维护"，深入学习贯彻习近平总书记重要指示、李克强总理批示精神以及上级党委和政府、上级部门的决策部署，坚决遏制疫情蔓延势头，坚决打赢疫情防控阻击战。

二、服从统一调度。深刻认识做好疫情防控工作的极端重要性和紧迫性，切实把人民群众生命安全和身体健康放在第一位，坚决把思想和行动统一到医院的防控工作要求上来，全面配合医院整合医疗救治力量、调配医疗救治资源，无条件服从医院工作调度和人员调配，合理使用医院医疗救治物资，以实际行动践行初心使命，真正做到关键时刻豁得出、顶得上、靠得住、战得胜，为坚决打赢疫情防控人民战争作出应有的贡献。

三、落实防控责任。按医院规定做好疫情防控应急值守，确保信息畅通，全面落实早发现、早报告、早隔离、早诊断、早治疗和集中救治等措施，坚决做到抢救生命不惜财物、守护健康不畏繁难、防控疫情不避艰辛，形成疫情防控强大合力。

四、加强联防联控。积极协助、配合、服从政府部门和医院组织开展的疫情联防联控、群防群控工作，依法接受疾病预防控制机构、医疗卫生机构有关传染病的调查、样本采集、检测、隔离治疗等预防控制措施，如实提供有关情况。

五、确保信息安全。严格按医院规定的程序上报和发布有关疫情防控信息，不瞒报、缓报、漏报、谎报，不泄露患者就诊经过及相关就诊信息，不通过各种渠道（如微信、微博、钉钉、QQ等）私自发布有关疫情防控的文件、聊天记录、现场照片等信息。重要信息不在任何群发布，做到按程序点对点发送。坚决做到不造谣、不传谣、不信谣、不扩散。

六、注重个人防范。熟练掌握疫情防控、救治相关知识、方法和技能，主动加强安全防护和健康检测。尽量减少人员接触以及不必要的跨科室走动，到医院食堂就餐时不穿戴工作衣帽，减少病毒传播途径，防范职业健康风险。坚决做到不参加大型聚集性活动，避免大规模人员聚集，减少和避免乘坐公共交通、出入公共场所，外出时佩戴口罩。出现发热、乏力、干咳等症状时，立即按流程到就近的医疗卫生机构发热门诊就诊，并配合医务人员对自身健康等状况的询问。做好身边人员的健康和防控知识宣教，无特殊情况不串门、不集会、不聚餐。

七、传播正能量。弘扬崇高职业精神，主动向医院提供疫情防控工作中涌现的各类典型事迹和图片资料等，积极宣传医院疫情防控正能量。

八、严守工作纪律。严格落实请示报告、值班值守等制度，严格执行医院进出（黄金院区出入口仅开放金岭路正大门）及体温监测等规定，配合政府有关部门和医院有关科室的防控管理，在疫情防控中若出现不履职、不当履

职、违法履职等情况，愿意接受相关纪律处分和承担相应
法律责任。

赣南医学院第一附属医院

2020年2月1日

科室名称（盖章）：

科室人员（签名）：

志愿者须知

温馨提示：门诊预检分诊处提供一切工作所需用品。

一、着装要求

穿隔离衣、戴一次性帽子、戴一个一次性外科口罩、戴普通乳胶手套。

二、工作内容

（一）在确保有效执行体温枪检测的前提下与被检测者保持最大限度的安全距离（注：安全距离为1米以上）。

（二）询问："您好！请问您是来看病的吗？请问您的职业是什么？请问您近三天有发热吗？请问您所居住的小区或村庄有确诊的新冠病毒肺炎患者或疑似新冠病毒肺炎患者吗？请问您去过武汉吗？请问您接触过武汉来的人吗？请问您家里有武汉来的客人吗？"如果是司机、来自疫区、接触过疫区患者或去过疫区的患者，先发口罩，然后带至预检分诊处由护士负责登记分诊。

（三）发放《致病友的一封信》。

（四）嘱被检测者自行拉下衣领接受体温枪检测。

1.体温枪检测距离为3~5厘米。

2.体温枪绝不可触及被检测者头颈部皮肤或衣领等

处，如疑似触碰或确定触碰，则即刻用75%酒精纱布擦拭消毒后方可进行下一个检测。

3.检测体温≥37.3℃的患者（注：如是开车或骑行人员，嘱其将车辆或电动车靠边停靠），通知预检分诊护士用水银体温计复测，如仍为发热，则先发一次性口罩给患者，再由预检分诊护士指派一名志愿者陪同发热患者到相应诊区就诊。

三、院感知识

（一）下班时用75%酒精纱布擦拭消毒体温枪，交还预检分诊护士。

（二）进入清洗区帐篷内摘脱手套、帽子、口罩，丢弃至医疗垃圾桶内，隔离衣则脱放至污染衣物收纳桶内。

（三）按"七步洗手法"清洗双手后用一次性擦手纸巾擦拭干净。

四、其他须知

1.章贡院区呼吸科门诊搬迁至急诊科三楼。
2.黄金院区呼吸科门诊搬迁至门诊五楼一区5202室。
3.黄金院区儿科发热门诊在急诊科一楼。
4.章贡院区儿科发热门诊在门诊428室。

附件4

致病友的一封信

尊敬的病友及家属、陪护人员：

新型冠状病毒感染的肺炎流行期间，医院为人流聚集场所，极易造成病毒扩散或传播，为落实感染防控措施，保护群众生命健康，根据《中华人民共和国传染病防治法》《江西省突发公共卫生事件应急预案》等法律法规要求，结合目前防控形势及我院实际，现将有关事宜告知如下：

一、请您通过我院微信公众号、江西省预约诊疗平台、电话等方式预约挂号，没有预约尽量不要前来就诊。

二、来我院前，请您先关注我院官方微信或网站，注意相关门诊停诊的动态变化公告。同时，请您备好口罩，尽量减少陪伴人员，原则上每位病友陪伴人员不超过1名。家属、陪护人员如有感冒或者发热请不要陪伴病友来院就诊。同时，并请务必携带好病友及陪伴人员的身份证或驾驶证等有效证件。

三、您来医院后，不论病友还是家属、陪护人员，都要在医院入口处接受体温监测，有发热者都必须先进发热门诊治疗，不得直接进入普通病房。

四、为全面做好疫情防控工作，我院将门诊大楼一楼预检分诊台前置至医院大门口处，并在医院分别设立了疫区发热门诊和非疫区发热门诊。

五、就诊病友及家属请全程佩戴口罩（4岁以内患儿不推荐佩戴医用防护口罩，选择防飞沫口罩即可），进入医院时所有人员请主动接受体温检测和流行病学史的登记，与他人交流时请保持一定的距离（建议保持1米以上距离）。

六、请主动告知门诊预检分诊处医护人员是否具有以下情况：

1.近期是否有发热症状。

2.发病前14天内是否有武汉地区或其他有本地病例持续传播地区的旅行史或居住史。

3.发病前14天内是否接触过来自武汉地区或其他有本地病例持续传播地区的发热、呼吸道症状、胃肠道症状或眼部症状的病友。

4.是否有聚集性发病或与新型冠状病毒感染者有流行病学关联。

七、住院期间，请严格遵守医院门禁管理制度，疫情期间陪护人员尽量固定并减少外出，患者没有检查等任务不要离开所在病区。

八、请您增强自我防护意识，提高自我防护能力，保持健康作息和饮食，居住地开窗通风、勤洗手。

九、疫情形势严峻，我们都要担负起责任，共同为打赢新型冠状病毒感染的肺炎防控战作出自己的贡献！

附件 5

新入院患者新型冠状病毒肺炎疫情排查登记表

姓名：		性别：	年龄：	籍贯：	联系方式：

主诉：

流行病学史（勾选）：
☐ 发病前14天内有武汉地区或其他有本地病例持续传播地区的旅行史或居住史；
☐ 发病前14天内曾接触过来自武汉市或其他有本地病例持续传播地区的发热或者呼吸道症状的患者；
☐ 有聚集性发病或与新型冠状病毒感染者有流行病学关联。

临床症状：（勾选）：
☐ 具有发热
☐ 具有呼吸道症状、具有消化道症状
☐ 具有病毒性肺炎影像学特征
☐ 发病早期白细胞总数正常或降低，或淋巴细胞计数减少

疑似标准：有流行病学史中的任何一条，符合临床表现中的任意两条；无明确流行病史的符合临床表现中的三条。

体格检查	体温：	呼吸：	脉搏：	血压：	SpO2：
辅助检查结果	主要实验室检查结果：外周血白细胞　　　　　　淋巴细胞计数 C反应蛋白　　　　　　血沉　　　　　　其他				
	医学影像检查（胸部CT）主要改变： 多发小斑片影　　　间质改变　　　多发磨玻璃影　　　浸润影 肺实变　　　胸腔积液　　　其他：				
诊断	接诊医师诊断及处理意见： 　　　　　　　　　　　　　　　　医师签名：　　　年　月　日 会诊医师诊断及处理意见： 　　　　　　　　　　　　　　　　医师签名：　　　年　月　日				
病人去向	记录人签名：　　　年　月　日				

病友陪护承诺书

　　为积极应对新型冠状病毒感染的肺炎疫情，配合落实各项防控措施，防止疫情扩散蔓延，本人作为陪护家属作出如下承诺：

　　一、本人及亲戚朋友近期未去过武汉/湖北，未与武汉/湖北及其他疫区人员接触，家中无武汉/湖北来客。

　　二、本人居住小区/街道/村庄无新冠肺炎确诊病例和疑似病例。

　　三、本人陪护期间，如出现发热、咳嗽、咽部不适、流鼻涕、拉肚子等症状及时告知医务人员。

　　四、本人自觉遵守医院规定，不更换陪护人员，不往返医院和家中。除陪病友外出检查外，一律不离开病房。

　　五、谢绝其他家属探视，如需慰问，通过电话、视频等方式进行。

　　六、在院陪护期间全程戴口罩。

　　七、本人自觉遵守相关要求，不进行任何隐瞒，并愿承担因隐瞒情况所带来的相应法律责任。

承诺人：

身份证号码：

联系电话：

2020年　　月　　日

后记

　　疫情就是命令，防控就是责任。新型冠状病毒肺炎疫情发生后，赣南医学院第一附属医院广大医务工作者积极投入疫情监测和医疗救护工作中来。为了更高效地协调各方资源，调动各类医护力量，严格执行制度，规范工作流程，做好院内感染防控，我们编写了这本《三级综合性医院感染管理——新冠肺炎疫情下的应对策略》。

　　感谢赣南医学院李恭进书记、刘潜校长的不断督促，要求我们在疫情防控工作中，一定要加强医院管理，规范操作流程，杜绝院内交叉感染的发生。

　　感谢我的同事们认真工作，一丝不苟，精益求精。大家都自觉放弃了春节休假，战斗在抗击疫情的一线岗位上。

　　感谢江西科学技术出版社的领导、编辑们。是你们决定把这本书正式出版，而且先期公布电子版，第一时间免费提供给三级综合性医院、基层医院管理人员。

　　感谢北京大学第一医院的李六亿教授、江西省院感质控中心的罗晓黎主任为本书文稿作了认真细致的审核，提出了许多宝贵的意见。

　　特别要感谢江西省人民政府孙菊生副省长关心本书的出版，还在百忙之中为本书作序。这是对我们工作极大的鞭策和鼓舞。

　　习总书记号召我们，要把论文写在祖国的山河大地上。如果本书能对三级综合性医院、基层医院管理人员有所帮助的话，那就是我们莫大的欣慰。

张小康

2020年2月6日

图书在版编目（ＣＩＰ）数据

三级综合性医院感染管理 / 张小康, 邹晓峰主编
. -- 南昌：江西科学技术出版社，2020.4
ISBN 978-7-5390-7274-6

Ⅰ. ①三… Ⅱ. ①张… ②邹… Ⅲ. ①医院 - 感染 -
卫生管理 Ⅳ. ①R197.323

中国版本图书馆CIP数据核字（2020）第057696号

国际互联网（Internet）地址：
http://www.jxkjcbs.com
选题序号：**ZK2020001**
图书代码：**B20020-101**

三级综合性医院感染管理　　　　　　　　张小康　邹晓峰　主编

出版 发行	江西科学技术出版社
社址	南昌市蓼洲街2号附1号
	邮编：330009　电话：（0791）86623491　86639342（传真）
印刷	南昌市红星印刷有限公司
经销	全国各地新华书店
开本	720mm × 1000mm　1/16
字数	135千字
印张	9.5
版次	2020年4月第1版　2020年4月第1次印刷
印数	1—12000册
书号	ISBN 978-7-5390-7274-6
定价	15.00元